Shigeru Tanaka

EM-X

AF288080

SHIGERU TANAKA

EM-X

Über die Heilkraft von Antioxidantien aus
Effektiven Mikroorganismen

Beispiele aus der klinischen Praxis

Neu übersetzt von Dr. Monika Lubitz

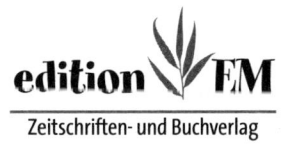

edition EM
Zeitschriften- und Buchverlag

Bibliografische Information der Deutschen Bibliothek

Die Deutsche Bibliothek verzeichnet diese Publikation in der
Deutschen Nationalbibliografie; detaillierte bibliografische
Daten sind im Internet über http://dnb.ddb.de abrufbar.
ISBN 978-3-941383-03-6

Die in diesem Buch vorgestellten Informationen zu den Produkten und
Anwendungen der EM-Technologie wurden von den Autoren und dem
Verlag nach bestem Wissen und Gewissen geprüft. Die hier veröffentlich-
ten Beispiele und Informationen ersetzen aber keinesfalls ärztlichen oder
naturheilkundlichen Rat – insbesondere bei ernsthaften Beschwerden.
Autoren, Übersetzer und die Verlage übernehmen keinerlei Haftung für
Schäden irgendwelcher Art, die sich direkt oder indirekt aus dem Gebrauch
der hier vorgestellten Anwendungen ergeben.

„EM-X GA INOCHI O SUKU" by Shigeru Tanaka
Copyright © 1998 by Shigeru Tanaka
Original Japanese and English editions published by Sunmark
Publishing, Inc., Tokyo, Japan
German translation rights arranged with Sunmark Publishing, Inc.
through InterRights, Inc., Tokyo

2. Auflage
Copyright © 2015 der deutschsprachigen Ausgabe
edition EM, Meckenheim

aus dem Japanischen übersetzt von Dr. Monika Lubitz

Lektorat: Franz-Peter Mau
Korrektorat: Wolfgang Krüger
Layout und Umschlaggestaltung: hofAtelier Toni Horndasch
Druck: DCM Druck Center Meckenheim, Meckenheim

www.editionEM.de

Inhalt

Prolog

Begegnungen mit dem wunderbaren EM-X

Ist EM-X nicht das beste und wirkungsvollste Antioxidans der Welt?

Im Laufe der letzten Jahre hat die moderne Medizin neue, wirksame Methoden und Techniken hervorgebracht. Aber wir können keineswegs davon reden, dass die Krankheiten überwunden sind. Angesichts einer Gesellschaft mit steigendem Durchschnittsalter steigen unsere Gesundheitskosten ebenfalls laufend. Es ist an der Zeit, dass wir uns darüber klar werden, was uns Gesundheit und was uns Krankheit bedeuten. Mit Antibiotika und Impfstoffen wurden bislang chemische Methoden angewendet, um die in jüngster Zeit auftretenden Infektionskrankheiten wie Enterohämorrhagische Escherichia coli (EHEC) und Ebola-Fieber zu behandeln, die auf immer resistenter werdenden Bakterienstämmen und Viren beruhen und gegen die wir gegenwärtig noch machtlos sind.

In dieser Situation ist es das Anliegen meines Buches, Ihnen EM-X vorzustellen. EM-X ist kein Medikament, sondern wird als Erfrischungsgetränk verkauft. Es ist völlig geschmack- und geruchlos, aber wenn man es genau betrachtet, hat dieses völlig unauffällige Getränk eine erstaunliche Wirkung auf schwerste Krankheiten wie z.B. Krebs. Seit viereinhalb Jahren setze ich es ziemlich häufig im klinischen Bereich ein, natürlich nur nach Absprache mit dem Patienten. Als Quintessenz all dieser Erfahrungen kann ich nur sagen: „Mit EM-X habe ich das stärkste Antioxidans zur Hand."

Warum werden Menschen überhaupt krank? Es liegt an Störungen in den Genen. Warum werden diese Störungen ausgelöst? Ihre Ursachen sind mannigfaltig: Man denke an die Essgewohnheiten, Stress, Vernachlässigung der Gesundheit oder an den Einfluss chemischer Substanzen. Überall spielen freie Radikale eine entscheidende Rolle.

Durch freie Radikale angegriffen, werden die Gene in ihrer normalen Funktion behindert und infolgedessen krank. Nehmen wir z.B. die Antikrebsgene: Werden sie von freien Radikalen angegriffen, geht ihnen ihre ureigenste Funktion verloren und der Mensch bekommt Krebs.

Antioxidantien sind Substanzen, die den durch die freien Radikale entstehenden Schaden neutralisieren. Mit anderen Worten, sie sind eine Art Gegengift. Wir sprechen in der Medizin von „Scavengers" (wörtlich:

„Putztruppen"). Wir können guten Gewissens behaupten, dass EM-X unter diesen am leichtesten zu handhaben und am wirksamsten ist.

EM-X kann „das beste" Antioxidans genannt werden, weil es überhaupt keine Nebenwirkungen hat. Unter bestimmten Umständen beginnt man mit der Einnahme und braucht sich weiter keine Gedanken zu machen. Es spielt überhaupt keine Rolle, welche zusätzliche Behandlung erfolgt oder wie der Zustand des Patienten ist. Nur: Je leichter die Krankheit, desto intensiver die Wirkung von EM-X. Aber selbst bei Krebs im letzten Stadium erzielen wir nicht selten erstaunliche Resultate.

EM-X kann als das stärkste Antioxidans bezeichnet werden, da es über außerordentlich hervorragende Fähigkeiten verfügt. Nach meiner Kenntnis gibt es derzeit kein besseres Antioxidans als EM-X.

Vitamin C, Betakarotin, Vitamin E und Flavonoide sind als Antioxidantien aus der Natur wohlbekannt. Ich denke aber, dass EM-X mehrere hundert Mal wirksamer ist als Vitamin E, welches als das wirksamste gilt.

Auch bei Streuung des Krebses ist mit EM-X Heilung möglich

Beim Einsatz von EM-X in der Klinik, auch wenn es bisher noch nie so dramatisch gewesen ist, kommen hier und dort Fälle vor, in denen der Krebs nach einem oder zwei Monaten der Einnahme von EM-X verschwunden war. Deshalb bin ich der Ansicht, dass selbst Patienten, bei denen der Krebs bereits im ganzen Körper gestreut hat, mit gutem Grund hoffen dürfen, mit EM-X eine Besserung zu erreichen.

Das war auch so im Fall eines 64-jährigen Mannes, der sich wegen Bauchspeicheldrüsenkrebs im Endstadium einer Operation unterzogen hatte.

Bei ihm war im Dezember 2001 Bauchspeicheldrüsenkrebs diagnostiziert worden. Der Krebs hatte bereits gestreut und man gab ihm noch ein bis zwei Monate zu leben. Er wurde sofort ins Krankenhaus eingeliefert und dort einer gründlichen Untersuchung unterzogen. Er konnte schon fast nichts mehr essen und vor unseren Augen sank sein Körpergewicht innerhalb eines Monats von 65 kg auf 47 kg.

Allerdings hatte dieser Mann das Glück, dass seine Frau von der Existenz des EM-X wusste. Sie hatte meine Bücher gelesen, wusste von der

Wirkung und wie man es einnimmt, so dass sie ihm ohne Wissen des Arztes und des Patienten selbst EM-X verabreichte. Da er aber nicht fähig war, ausreichend Nahrung zu sich zu nehmen, waren die Mengen eben auch nicht groß. Aber auch bei diesen geringen Mengen scheint die Einnahme des EM-X während dieses Krankenhausaufenthaltes zur Untersuchung gewirkt zu haben: Nachdem er in ein größeres Krankenhaus verlegt und dort operiert worden war, erzählte mir der behandelnde Arzt die unvorstellbare Geschichte: „Ich dachte, es wäre schlimmer, aber selbst die Metastasen waren geringer als ursprünglich gedacht."

Die dadurch ermutigte Ehefrau entschloss sich daraufhin, ihrem Mann zu eröffnen, dass er Bauchspeicheldrüsenkrebs habe. Sie sagte ihm also, dass es zwar Bauchspeicheldrüsenkrebs sei, aber lange nicht so schlimm wie gedacht und auch die Operation sei erfolgreich verlaufen. Sie erzählte ihm auch eifrig all das Wissen, das sie sich durch die Lektüre meiner Bücher angeeignet hatte: Dass Krebs im engen Zusammenhang mit freien Radikalen steht und dass er durch die Einnahme des starken Antioxidans EM-X mit hoher Wahrscheinlichkeit geheilt werden könne. Außerdem gestand sie, dass sie ihm bereits während der gesamten Dauer des Krankenhausaufenthaltes heimlich EM-X verabreicht habe und dies ihrer Meinung nach in direktem Zusammenhang mit der erfolgreichen Operation stünde.

Als er hörte, dass er Bauchspeicheldrüsenkrebs habe, stand dem Ehemann der Schock ins Gesicht geschrieben, aber als er sich das EM-X erklären ließ, schöpfte er wieder Lebenswillen und erklärte sich mit folgenden Worten zur Mitarbeit bei der Überwindung der Krankheit bereit: „Ach so ist das? Nun, dann will ich dieses EM-X mal fleißig einnehmen!"

Zu dem Zeitpunkt betrug die Menge an EM-X dreimal täglich zu den Mahlzeiten jeweils 80 ml, und ein halbes Jahr später hatte er sich bereits so weit von der Krankheit erholt, dass die Dosis auf einmal täglich 70 ml reduziert werden konnte. Heute jätet er vor dem Frühstück Unkraut oder nimmt an Familienausflügen teil und ist so munter, dass man kaum vermuten würde, er habe eine schwere Operation hinter sich.

Vor allem spürt er so gut wie keine Nebenwirkungen des Antikrebsmittels, worüber sowohl er selbst als auch seine Frau sehr erstaunt sind. Auch nach der Entlassung aus dem Krankenhaus kehrt er regelmäßig zur ambulanten Behandlung mit Antikrebsmitteln zurück, aber weder

11

leidet er an Haarausfall noch unter Fieberanfällen. Manchmal nimmt lediglich der Appetit ab, aber auch das hält höchstens ein bis zwei Tage an. Er hat auch eine gute Gesichtsfarbe, und das Körpergewicht, das bis auf 47 kg abgefallen war, hat sich in einem halben Jahr wieder auf 51 kg erhöht. Sein Arzt sagte bereits: „Wenn Sie so zunehmen, dann ist wohl alles wieder in Ordnung", so dass das Ehepaar wieder erleichtert aufatmen kann.

In der Regel heißt es, dass ein Krebs, der bereits ausgestreut hat, nicht so einfach zu heilen ist. Das ist eine den Ärzten an vorderster Front in der Klinik gemeinsame Erkenntnis. Wenn entdeckt wird, dass der Krebs bereits ausgestreut hat, dann überlegen sich die Ärzte sehr genau, mit welchen Worten sie die Krankheit und Therapien erklären. Dass aber zumindest in diesem Fall ein Krebs, der bereits gestreut hatte, fast vollständig geheilt wurde, erstaunt mich sehr.

Was ist eigentlich das *Erfrischungsgetränk EM-X*?

Über die vielen Jahre klinischer Praxis hinweg war es mein dringender Wunsch, an Krebs und anderen schweren Erkrankungen leidenden Patienten, die bereits von den Ärzten aufgegeben wurden, irgendwie helfen zu können. Stets suchte ich nach neuen Anhaltspunkten für Heilverfahren bei Schwerstkranken und versuchte es mit verschiedenen Therapieformen. Bis zum heutigen Tag ist mir keine Behandlungsmethode begegnet, die wirklich besser ist als EM-X.

Was ist denn nun eigentlich EM-X? Das sollte ich erst einmal erklären. EM-X besteht aus einer Reihe von Antioxidantien, die mithilfe von EM gewonnen werden, dieser für den Menschen nützlichen Mischung von Mikroorganismen. Es sind viele Substanzen bekannt, die helfen können, dem Körper Gesundheit und Vitalität zu bewahren. Vitamin E ist das bekannteste davon, aber EM-X ist das perfekte Antioxidans.

Die unzähligen auf unserem Planeten vorkommenden Mikroorganismen können grob in „regenerierende" und „zerstörende" unterschieden werden. Regenerierende Mikroorganismen helfen mit, die lebensfördernden Funktionen zu aktivieren. Sie fördern das Pflanzenwachstum oder gehen mit Tieren und Menschen eine Symbiose ein, für die sie nützliche Funktionen übernehmen. Ihnen gegenüber steht die Gruppe der zerstörenden, zersetzenden Mikroorganismen, die eine wichtige Rolle spielen bei der Umwandlung von organischen Stoffen in anorganische. Die Existenz beider Arten ist in der Natur unabdingbar. Damit Lebewesen in Gesundheit gedeihen können, sind sie auf die Hilfe der regenerierenden Mikroorganismen angewiesen. In der Natur kommt jedoch die Häufung dieser effektiven Mikroorganismen selten vor. Es war bisher so gut wie unmöglich, dem Menschen eine solche Mischung jeder Zeit konstant zur Verfügung zu stellen. Erst mit EM, dem Basisprodukt für EM-X, ist diese Möglichkeit gegeben.

EM ist die geniale Schöpfung seines Erfinders, Prof. Teruo Higa, Professor an der landwirtschaftlichen Fakultät der Universität Okinawa. Er entwickelte eine Form der Koexistenz von anaeroben und aeroben Mikroorganismen, d. h. solchen, für die Sauerstoff Gift ist, und solchen, die ohne ihn nicht auskommen. Niemand hatte sich vorstellen können, dass beide Gruppen in einer Mischung koexistent zusammenleben könnten. Das war sozusagen bisher noch nicht im Biologielexikon verzeichnet. Aber es war möglich.

Die Details hierzu können Sie in Prof. Higas Werk *Eine Revolution zur Rettung der Erde* nachlesen (*edition EM*, ISBN 978-3-941383-00-5). Jedenfalls ist ein beträchtlicher Teil der in unserem Darm lebenden notwendigen Mikroorganismen anaerob (oder zumindest leicht aerob). Zusammen mit den z. B. auch in der Produktion von Wein, Miso, Soyasauce und Natto (vergorene Sojabohnen) eingesetzten, für uns nützlichen aeroben Mikroorganismen bilden sie eine seltene Mischung aus etwa 80 verschiedenen Arten. Dieses Konglomerat nennt man „effektive Mikroorganismen", abgekürzt **EM**.

Mitte der 80er Jahre des vorigen Jahrhunderts erblickte dieses Produkt das Licht der Welt. Seitdem wird es in der ökologischen Landwirtschaft zur Erzeugung hochwertiger Lebensmittel und zur Steigerung des Ernteertrags eingesetzt. Auch in der Vieh- und Fischzucht wird es angewendet. Biomüllbehandlung, Abwasserklärung, Verbesserung der Wasserqualität von Flüssen und Seen, Betriebe und Energiegewinnung – all das sind weitere Anwendungsbereiche für EM. Es ist zudem heute nicht nur in Japan, sondern bereits in vielen Ländern der Erde im Einsatz.

Zusammenfassend lässt sich sagen, dass EM unvergleichliche Wirkkräfte mit lebensfördernder bzw. regenerierender Funktion entwickelt. Sollte dieses Produkt einmal weltweit verbreitet und professionell zur Anwendung kommen, können gesunde landwirtschaftliche Produkte in großen Mengen geerntet und die großen Probleme der Menschheit wie Hunger und Energiebedarf gelöst werden. Zudem kann eine zunehmend zerstörte Natur wieder in ihren ursprünglichen, gesunden Zustand zurückversetzt werden. Deshalb richtet sich die Aufmerksamkeit der Welt immer mehr auf EM.

Für EM-X werden die Antioxidantien von den sie produzierenden EM isoliert. Das bedeutet, in EM-X sind keine Mikroorganismen vorhanden. Deshalb kann man damit auch keine Mikroorganismen züchten. Es wird durch einen strikt definierten Herstellungsprozess aus EM gewonnen und ist als Erfrischungsgetränk anerkannt. EM wird als Antioxidans in der Nahrungsmittelverarbeitung, beim Zusammenbau von Präzisionsmaschinen, als Korrosionsschutz und auf vielen anderen Anwendungsgebieten eingesetzt. EM ist also seinem Wesen nach eine Mikroorganismenkultur, EM-X das daraus gewonnene Konzentrat der von den Mikroorganismen produzierten Antioxidantien. Da EM-X kein Arzneimittel ist, unterliegt es glücklicherweise keinerlei Einschränkung hinsichtlich des Gebrauchs oder der Menge. Es kann nach Belieben getrunken werden. Andererseits heilt es in wunderbarer Weise schwere Krankheiten durch seine starke Kraft als Antioxidans, aber Daten zu seiner Wirksamkeit oder dem Mechanismus waren auch deshalb schwer zu erheben.

Als Arzt bin ich von EM-X ganz fasziniert

Schon kurz nach der Entwicklung von EM-X wurde seine Heilwirkung ganz begeistert durch Mundpropaganda gepriesen: „Das ist etwas ganz Tolles für die Gesundheit!" und „Bei Krebs und Zivilisationskrankheiten zeigt es unerwartete Resultate." Damals war die Produktionsmenge aber noch sehr gering.

Aufgrund der starken Wirkung bei verschiedenen Krankheiten tauchte die Frage auf, ob EM-X nicht als reguläres Medikament formell anerkannt werden sollte. Sein Entdecker, Prof. Higa, meinte jedoch, dies würde den Preis in die Höhe treiben. Durch verschiedene Beschränkungen würde es dann für den Normalverbraucher kaum anwendbar. So wurde EM-X als Erfrischungsgetränk auf den Markt gebracht.

Ich selbst erfuhr von EM-X im Jahre 1992. In der Stadt Wako in der Provinz Saitama, wo ich damals Bürgermeister war, wurde EM bei der Beseitigung von Hausmüll, bei der Abwasserreinigung und in der Landwirtschaft eingesetzt. Damals hörte ich auch von EM-X. Meine Neugier als Arzt war geweckt und mit einem Gefühl der Berufung begann ich auf eigene Faust, damit bei Hunden, Vögeln, Schweinen und Rindern zu experimentieren. Ich wollte in Erfahrung bringen, wie EM-X in der Praxis wirkt.

Durch Beimengung von EM-X ins Tierfutter wurden die Tiere ausgesprochen gesund. Selbst die an Schweinepest oder an Euterkrankheiten leidenden Tiere zeigten bei den Versuchen hervorragende Heilprozesse.

Nach eingehendem Studium dieser Ergebnisse entschloss ich mich zu einem Selbstversuch.

Ich litt damals an einem leichten Diabetes. Als Bürgermeister eilte ich von einem Bankett zum nächsten, ohne dass es mir möglich gewesen wäre, die erforderliche Diät einzuhalten. Was für Resultate würden sich mit EM-X in meinem Fall einstellen? Ich brannte vor Neugier und nahm regelmäßig 20 ml pro Tag ein. Die Benommenheit im Kopf verschwand und mein Zustand verbesserte sich drastisch. Der Diabetes ging zurück. Bis heute kann ich die Blutwerte eines gesunden Menschen halten.

Das politische Tagesgeschäft hielt mich unter permanentem Stress. Für nichts hatte ich genügend Zeit. Alles ging auf Kosten des Schlafes. Seit der Einnahme von EM-X wachte ich nach kurzer Schlafzeit dennoch munter und frisch wieder auf. Ich bin mir allerdings nicht so ganz sicher, ob ich es als positives Zeichen werten soll, dass ich nun auch mehr Alkohol vertrage.

Alkohol besser zu vertragen bedeutet aber auch, dass die Leber den Alkohol besser abbauen kann, also die Leberfunktionen sich verbessert haben. Ich schloss daraus, dass EM-X die Leberfunktionen normalisiert hatte. Um dies zu verifizieren, setzte ich EM-X bei einer mir seit langem bekannten, von einem chronischen Leberleiden geplagten Dame ein. Sie wurde mein erster klinischer Fall.

15

Über die Normalisierung der Leberfunktion zur Heilung einer schweren Krankheit

Fest entschlossen, EM-X an einem Patienten auszuprobieren, richtete ich eine entsprechende Anfrage ans Gesundheitsministerium. Wie bereits erwähnt, gilt EM-X nicht als Medikament, sondern nur als Erfrischungsgetränk. Als ich mir also die Erlaubnis einholte, so etwas in der medizinischen Therapie zu verwenden, fragte man nur: „Was ist das für ein Mittel?" und die Antwort des Gesundheitsministeriums lautete dann: „Nichts dagegen."

Als Arzt trug ich in diesem Fall die alleinige Verantwortung. Nachdem ich mich also derart abgesichert hatte, holte ich mir aber dazu noch das Einverständnis der Patientin ein und verabreichte ihr dann EM-X.

Die besagte Dame litt bereits seit 30 Jahren an einer chronischen Hepatitis C. Die Entzündung hatte sich zu einer Leberzirrhose entwickelt und war dann ins Leberkrebsstadium übergegangen. Vor sieben Jahren war sie daran operiert worden. Glücklicherweise konnte man den wieder aufgeflammten Krebs unter Kontrolle halten; die Leberfunktionswerte (GOT/GPT) lagen jedoch vier- bis fünfmal höher als der Höchstwert des Normalbereichs. Ihr Zustand war insgesamt schlecht.

Ich begann mit einer Dosis von 40 ml täglich, steigerte aber bald auf 60 ml. Sofort trat bei der Patientin eine Erstverschlimmerung ein. Darunter ist zu verstehen, dass trotz einer Wende zur Besserung der Zustand der Patienten sich kurzzeitig verschlechtert, aber als sie „über den Berg" war, näherten sich die über lange Zeit niemals auch nur annähernd normalen Leberfunktionswerte meiner Patientin allmählich den Normalwerten an. In der Folge wurde ihre bereits schwärzliche Haut wieder hell.

Normalerweise wird eine chronische Lebererkrankung von einer ganzen Reihe von Unpässlichkeiten begleitet. Chronische Leberentzündungen sind letztendlich nicht heilbar, aber man kann in Maßen zu einer normalen Lebensführung zurückkehren. Peu à peu verschlimmert sich der Zustand, und es ist eigentlich kaum vorstellbar, dass sich bei lange anhaltender chronischer Leberzirrhose die Leberwerte noch einmal normalisieren.

Durch die positiven Resultate dieses Falles wurde ich in meinem Selbstvertrauen gestärkt und begann, Krebskranken im finalen Stadium mit deren Einverständnis EM-X zu verabreichen. Kaum dass ich mit der Anwendung von EM-X begonnen hatte, entdeckte ich recht bald, dass so nicht nur bei Krebs, sondern auch bei anderen schweren Erkrankungen ausgezeichnete Ergebnisse zu erzielen sind. Ein Rheumapatient zum Beispiel, der bis dahin nicht einmal mehr gehen konnte, wurde soweit wieder hergestellt, dass er sogar joggen konnte. Er hatte an einem typischen chronischen Gelenkrheumatismus mit unsäglichen Schmerzen in den Kiefergelenken gelitten, so dass er nicht einmal mehr gähnen konnte. Auch Hand- und Fußgelenke waren so geschwollen, dass sie nicht mehr zu bewegen waren. Mein Patient setzte nun all seine Hoffnung auf EM-X. Wir begannen mit einer täglichen Dosis von 90 ml. Nach drei Monaten waren Schwellungen und Schmerzen verschwunden. Er konnte nun auch wieder beschwerdefrei den Kiefer bewegen und gähnen. Die Bewegungsmöglichkeit der Beine war so weit wieder hergestellt, dass er sogar mit leichtem Joggen beginnen konnte.

Auch bei Diabetes erzielten wir hervorragende Ergebnisse

Ich möchte Ihnen von einem Fall von besonders schwerem Diabetes berichten, bei dem sich über lange Zeit keine Besserung einstellen wollte und erst EM-X es ermöglichte, auf die Insulinspritze zu verzichten und zu einer normalen Ernährungsweise zurückzukehren. Selbst das abendliche Gläschen durfte wieder schmecken. Das werde ich später noch detailliert schildern. Jedenfalls erzielen wir mit EM-X auch bei Diabetes hervorragende Ergebnisse.

Wir können auch bei so schweren Erkrankungen wie einer Kollagenkrankheit (Kollagenose) positive Ergebnisse vorweisen. Bei einem 39-jährigen Patienten begannen wir hierbei mit einer Dosis von 30 bis 50 ml täglich. Nach einem Monat war eine deutliche Verbesserung sichtbar, so dass nicht nur die sechs Tabletten Steroide, die er täglich zu nehmen hatte, reduziert werden konnten, sondern auch die unvermeidlichen Nebenwirkungen zurückgingen. Der Haarwuchs setzte wieder ein und das Schwindelgefühl nach dem Aufstehen verschwand. Berichte von solchen und ähnlich gelagerten Fällen habe ich von Kollegen, die EM-X im klinischen Bereich einsetzen, in großer Zahl erhalten.

Kollagenkrankheiten sind hauptsächlich Rheuma und multiple Muskelentzündungen (Myositis) sowie Sklerosen, die progressiv auf den ganzen Körper übergreifen. Allen ist gemeinsam, dass das Immunsystem den eigenen Körper mit Schmerzen überzieht und schädigt. Daher auch der Name Autoimmunkrankheit.

Immunität bedeutet die Fähigkeit, von außen in den Körper eindringende Stoffe anzugreifen, abzuwehren und gegebenenfalls zu vernichten. Diese Fähigkeit kann auch als Antioxidationskraft bezeichnet werden. Die Einnahme von EM-X als überragendem Antioxidans geht so mit einer Stärkung der Immunkräfte einher. Wir können somit ohne Übertreibung behaupten, dass EM-X nicht nur bei Kollagenkrankheiten, sondern bei allen Erkrankungen wirksam ist.

Nehmen wir z.B. Asthma. Es ist eine kaum heilbare Krankheit, die vielen unserer Zeitgenossen schwer zu schaffen macht. Auch hier können wir viele geheilte Patienten vorweisen. Bei einem kleinen Jungen war gleich nach der Geburt Asthma diagnostiziert worden, innerhalb von sechs Jahren hatte er schon eine ganze Reihe schlimmster Anfälle erleiden müssen. Eine tägliche Dosis von nur 10 ml sorgte für ein komplettes Ausbleiben dieser schrecklichen Symptome.

Eine 23-jährige Wertpapierhändlerin litt so sehr unter Asthmaanfällen, dass sie sich kaum noch in der Lage sah, ihren Beruf zufriedenstellend auszuüben. Seitdem sie 20 ml EM-X täglich einnimmt, hatte sie keinen einzigen Anfall mehr. Solche Berichte gibt es in großer Anzahl.

Jedermann muss anerkennen, dass die moderne Medizin große Fortschritte gebracht hat. Trotzdem ist noch immer eine Vielzahl von Krankheiten nicht heilbar. Krebs, Rheuma, Herzkrankheiten, Bluthochdruck, Alzheimer, Schlaganfall, Diabetes, atopische Dermatitis (Hautentzündung) sind alles schwere und schwerste Erkrankungen, die nur unter günstigsten Voraussetzungen im Einzelfall endgültig zu heilen sind.

Doch hier kann EM-X bei der Therapie seinen Beitrag leisten. Dieses Buch wird Ihnen von solchen Fällen aus meiner klinischen Praxis berichten. Bedenken Sie, dass die heutige Ärzteschaft eher pessimistischer geworden ist, denn die Anzahl nicht heilbarer bzw. nicht behandelbarer Krankheiten nimmt ständig zu.

Eine Krankheit ohne eine definierte Therapie kann nicht als heilbar bezeichnet werden. Eine Heilung in Aussicht zu stellen, hieße den Patienten zu belügen. Wenn er nur von der Existenz und der Wirksamkeit von EM-X wüsste, könnte meines Erachtens der Arzt vom Gefühl der Hilflosigkeit erlöst werden und er könnte neue Hoffnung schöpfen.

Vom Standpunkt eines Nichtmediziners gesehen ist für den Normalverbraucher, der gegenüber der modernen Medizin Misstrauen gepaart mit Hoffnungslosigkeit empfindet, EM-X ein Hoffnungsschimmer. Mit EM-X tut sich ihm eine Möglichkeit auf, dass seine bisher unheilbare Krankheit heilbar wird oder ihr progressiver Verlauf wenigstens zu stoppen ist. Er hofft, von starken Schmerzen befreit zu werden und Krankheiten vorbeugen zu können.

Mit der Anwendung von EM-X als Heilmittel stehen wir erst am Anfang. Nichts ist für uns Klinikärzte wichtiger, als noch mehr Fallbeispiele für den erfolgreichen Einsatz von EM-X zusammenzutragen. Wir müssen den Menschen die ungewöhnliche Wirkkraft von EM-X verständlich machen. Die Bewahrung der Gesundheit, die Vorsorge, die Therapie – in all diesen Bereichen wird EM-X sicherlich nützlich sein. Die folgenden Kapitel sollen die Wirkungsweise von EM-X konkret erläutern.

Kapitel 1

Die guten Resultate von EM-X in der Krebstherapie

Ein starkes Antioxidans bringt erstaunliche Heilerfolge

In mein Krankenhaus in Wako, in der Präfektur Saitama, nicht weit von Tokio entfernt, kommen viele Krebskranke im Endstadium, die von ihren Ärzten aufgegeben wurden. Ich habe dort auch ein Sprechzimmer für Fragen rund um EM-X eingerichtet. Aus den entferntesten Gegenden kommen Patienten zu mir und drängen geradezu: „Ich möchte EM-X haben" oder fragen mich: „Wie sollte man EM-X einnehmen?"

So war es auch bei dem 48-jährigen, an vorderster Front der Wirtschaft wie wild arbeitenden Kenichi Aida (im Folgenden sind alle Patientennamen geändert).

Es war im September 2000, als bei ihm Lungenkrebs im Endstadium diagnostiziert wurde. Er hatte sich im Krankenhaus untersuchen lassen, da bei seiner Sommergrippe die Hustenanfälle nie enden wollten, als man bei ihm eine Art von Lungenkrebs, einen kleinzelligen Tumor im Endstadium diagnostizierte. Außerdem sagte der Arzt, selbst bei einer Operation bestünde kaum Aussicht auf Rettung. Seine Frau brachte es nicht übers Herz, ihm diese bittere Wahrheit mitzuteilen.

Allerdings wollte sie nicht so einfach aufgeben, immerhin war ihr Mann erst 48 Jahre alt. Da sie gehört hatte, dass die Antikrebsmittel schlimme Nebenwirkungen hätten, schöpfte sie ein wenig Hoffnung, als eine Bekannte ihr von EM-X erzählte; bald darauf bat sie mich telefonisch um Rat. Das war am 10. November 2000.

Zunächst einmal wies ich sie an, ihrem Mann täglich dreimal 50 ml EM-X zu verabreichen. So nahm Herr Aida ohne zu wissen, dass er Krebs hatte, zu jeder Mahlzeit EM-X ein. Nach kurzer Zeit legte sich der Husten, und da es ihm auch körperlich gutging, gab ich Frau Aida, als sie einen Monat später – am 12. Dezember – zu mir ins Krankenhaus kam, den Rat, die EM-X Therapie weiterzuführen.

Einen weiteren Monat später berichtete sie mir, dass der Krebs verschwunden sei. Die Ärzte im Krankenhaus waren sehr erstaunt gewesen. Zur Sicherheit ließ ich ihn in mein Krankenhaus kommen und wir verabreichten ihm weiterhin EM-X.

Herr Aida ging im März wieder ins Krankenhaus und ließ sich erneut untersuchen, aber es hieß nur: „Der Krebs ist tatsächlich weg." Deshalb reduzierten wir die Dosis auf 20 ml, wiesen ihn aber an, EM-X weiterhin einzunehmen. Die Stimme seiner Frau am Telefon zitterte vor Dankbarkeit, aber – um ehrlich zu sein – ich war felsenfest überzeugt, dass Herr Aida vom Krebs geheilt werden könne. Ich wusste nämlich, dass EM-X von den verschiedensten Arten von Lungenkrebs bei kleinzelligem Krebs besonders gut wirkt, und hatte schon oft in solchen Fällen eine vollständige Heilung erlebt. Heute ist Herr Aida munter und weiß noch immer nicht, dass er einmal Krebs hatte.

Trotzdem ist es aus dem Verständnis der modernen Medizin heraus unvorstellbar, dass ein Lungenkrebs im Endstadium ohne Operation und nur durch die Einnahme von EM-X, noch dazu in nur zwei Monaten, vollständig geheilt wurde. Früher wurde bei einem Patienten mit Lungenkrebs entweder der rechte oder linke Lungenflügel operativ entfernt. Diese Krebsart wird zur schlimmsten Sorte gezählt, da der Patient bis nach der Operation an Atemnot leidet und daher auch hinterher keinen Sport treiben kann. In letzter Zeit hat sich die Operationstechnologie weiterentwickelt, so dass man – je noch Lage des Tumors – mit dem Endoskop in die Lunge vordringen kann, um nur die befallenen Stellen zu entfernen.

Deshalb braucht man diese Operation nicht mehr so sehr zu fürchten, aber es gibt natürlich nichts Besseres, als allein durch die Einnahme von EM-X geheilt werden zu können. Der Fall von Herr Aida ist überaus wertvoll, da er uns gezeigt hat, dass der Krebs mit großer Wahrscheinlichkeit auch ohne Operation verschwindet, wenn man nur regelmäßig EM-X einnimmt.

Der Fall von Atsushi Koshigawa (75 Jahre), bei dem sich die Krankheit von Hepatitis C über Leberverhärtung zu Leberkrebs entwickelt hatte, zeigt uns die erstaunliche Wirkung von EM-X obwohl der Krebs erneut aufgeflammt war.

Herr Koshigawa, der lange an Hepatitis C gelitten hatte, ließ sich von einem niedergelassenen Arzt in der Nähe seiner Wohnung untersuchen und hatte nur traditionelle chinesische Medikamente zu sich genommen. Im Frühling des Jahres 2000 ergab eine genauere Untersuchung im Krankenhaus wegen seines Bluthochdrucks, dass sich seine Leber verhärtet hatte. Ein CT-Scan zeigte am Lymphknoten in der Nähe von Leber und Bauchspeicheldrüse einen ca. 2 cm großer Schatten. Mit einem solchen Befund kommt es in der Regel zu einer Operation wegen Leberkrebs; wie es in diesem Fall aber weiterging, will ich Ihnen genauer vorstellen:

Mai 2000	Verlegung in die staatliche Universitätsklinik; Ergebnis der genauen Untersuchungen: Verdacht auf kleinzelligen Krebs, Beschluss zur Operation
Oktober 2000	Da die Operation beschlossen war, die Gefahr aber bestand, das Herz würde diese nicht überstehen, wurden zwei Bypässe gelegt.
November 2000	Operation wegen Leberkrebs. Primärtumor von 1 cm Durchmesser, des Weiteren wurde ein Tumor am Lymphknoten oberhalb der Bauchspeicheldrüse entdeckt, ein Viertel der Leber und die Gallenblase entfernt.
Dezember 2000	CT-Scan zeigt einen etwa 2 cm großen Schatten in der Mittelfellhöhle in der Nähe des Herzens, Beginn der für 30-mal geplanten Strahlentherapie.
März 2001	CT-Scan zeigt wieder einen Schatten an der Leber; Beginn der Therapie mit Antikrebsmitteln.

Frau Koshigawa suchte telefonisch meinen Rat, als der Leberkrebs wieder aufgeflammt war, kurz bevor mit der Antikrebsmittel-Therapie begonnen wurde. Laut ihrem Bericht staute sich nicht sehr viel Bauchfellwasser, aber wenn er nur eine kleine Weile stand, schwollen gleich seine Beine an, und wenn er gehen wollte, schwankte und schlurfte er. Des Weiteren war sein Körpergewicht von 62 kg vor den Operationen auf 52 kg gesunken.

In diesem Fall empfahl ich ihr die Einnahme von dreimal täglich 60 ml EM-X. Danach erreichten mich die beiden folgenden Berichte:

Mai 2001	CT-Scan zeigt, die Krebszellen sind verschwunden.
August 2001	Die Entlassung aus dem Krankenhaus als vollständig geheilt steht bevor. Der behandelnde Arzt sagte: „Und das, obwohl dies ein normalerweise nicht mehr zu rettender Fall war. Wie seltsam."

Da hier ein überaus schwerer Fall von Krebs, der sowohl operiert als auch mit Strahlentherapie und Antikrebsmitteln behandelt worden war, vollständig geheilt wurde, ist es nur natürlich, dass der behandelnde Arzt sich sehr wundert. Und auch ich frage mich, wie eine solche Heilung zustande kam.

Vom Standpunkt der modernen Medizin aus gesehen ist eine Ausbreitung des Krebses nicht aufzuhalten. Genau deshalb wollen viele Ärzte die Krebszellen einfach operativ entfernen, aber wenn dann der Krebs wieder aufflammt oder streut, wird es zugegebenermaßen ziemlich schwierig. Selbst in einem solchen Zustand verfügt der Patient noch immer über seine natürlichen Selbstheilungskräfte und solange dies der Fall ist, kann er sich am Leben erhalten. Aber selbst wenn das so ist, dürfte doch mit fortschreitender Ausbreitung des Krebses die natürliche Selbstheilungskraft immer mehr abnehmen und der Körper auch immer weniger Energie für die Heilung zur Verfügung haben.

In einem solchen Zustand entscheidet die Menge an Regenerationskraft des Körpers gegenüber der Menge an freien Radikalen den Kampf auf Leben und Tod. Bei Patienten mit schweren Krebserkrankungen und solchen mit Krebs im Endstadium hat die Menge an freien Radikalen in außerordentlichem Maße zugenommen, so dass auch die Antioxidantien in besonders großen Mengen zugeführt werden müssen. Bevor es EM-X gab, war es noch gar nicht möglich, eine solch große Menge an Antioxidantien dem Körper bereitzustellen. Die Vitamine E und C sowie Flavonoide sind hervorragende Antioxidantien, aber wenn sich der Krebs einmal ausgebreitet hat, reichen diese Mittel allein nicht mehr aus.

In dieser Hinsicht verfügt EM-X über das Zigfache an Antioxidantien. Obwohl EM-X selbst nicht über die Macht verfügt, den Krebs direkt zu heilen, sprechen die Beispiele Bände von der Wirksamkeit bei konsequenter Einnahme.

Selbst bei Krebs im Endstadium gibt es je nach Patient Unterschiede in der Vitalität. Der gleiche Verlauf, die gleichen Symptome – und doch gibt es solche mit mehr Vitalität, aber auch solche, die durch die geringste Komplikation ein schnelles Ende ereilt. Rein äußerlich betrachtet bleibt dies unverständlich. Aber die Einnahme von EM-X bringt es an den Tag. Allein schon, um sich darüber Gewissheit zu verschaffen, macht seine Einnahme Sinn.

Allerdings bewirkt EM-X nicht bei allen Menschen die gleichen Resultate, denn kein menschlicher Körper ist gleich. So ist es unmöglich, gleichsam nach einer Regel zu verfahren und Menschen mit bestimmten Symptomen eine festgelegte Dosis zu verabreichen, um eine bestimmte Wirkung zu erzielen.

Mehr als einmal habe ich hoffnungsvoll mit EM-X bei Krebspatienten begonnen, bin dann aber wegen ausbleibender Wirkung ohne gute Resultate geblieben. Zu einem späteren Zeitpunkt werde ich in diesem Buch auch solche Fälle vorstellen. Allerdings gibt es durchaus Anzeichen für die bei einem Patienten jeweils erforderliche Menge von EM-X.

Einer dieser Indizes ist der Tumormarker (eine vom Tumor erzeugte Substanz als Hilfswert zum Existenzbeweis eines Krebses sowie des Therapieerfolges), an dessen Wert die Einnahmemenge angepasst wird. Dazu kommen der körperliche Zustand des Patienten, die Willenskraft, Mut, Grad des Schmerzes und der Depression, Sehkraft, Hörvermögen – ganz allgemein die mit den fünf Sinnen in Zusammenhang stehende Selbstwahrnehmung und der seelische Zustand des Patienten. Der Überblick über all diese Indikatoren ist ganz bedeutsam für die Behandlung mit EM-X.

Erfolge mit EM-X, wenn aus Altersgründen keine Operation mehr möglich ist

Die hochbetagte Nami Nakashima, erholte sich wieder vom Krebs, nachdem ihre Familie bei mir telefonisch Rat gesucht hatte. Sie litt an Eierstockkrebs im Endstadium. Ihre besorgte Tochter holte sich im August 1996 telefonisch Rat bei mir. Sie berichtete, dass in einem anderen Krankenhaus bei der Untersuchung Eierstockkrebs diagnostiziert worden war, dass man aber wegen ihres schwachen Herzens und ihres hohen Alters von einer Operation abgesehen habe.

Zufällig lasen sie in einer Gesundheitszeitschrift einen meiner Berichte, in dem von EM-X die Rede war. Man rief mich gleich an. Das war Ende August 1996. Ich hörte mir die ausführliche Schilderung ihres Falles an und erkannte, dass die Lage ziemlich schlecht war.

Der Tumormarker des Eierstockkrebses ergab einen CA 125-Wert von 104. Ein Wert von über 100 bedeutet schwerste Erkrankung. Es wäre nicht verwunderlich gewesen, wenn das Schlimmste bald eingetroffen wäre. Ohne Therapie hätte ich ihr nur noch drei bis vier Monate zu leben gegeben. Aber die alte Dame bestand auf EM-X und so legte ich die Dosis auf dreimal täglich 70 ml (insgesamt 210 ml) fest und ließ ihr das EM-X zuschicken.

Als sie drei Monate später zu einer weiteren Untersuchung in das Tokioter Krankenhaus kam, stießen die Ergebnisse auf allgemeines ungläubiges Erstaunen. Irgendwie war der CA125-Wert bis auf 74 gesunken. Damals hatte die Familie den Arzt nicht von der Einnahme von EM-X unterrichtet. Ihm blieb alles ziemlich unverständlich. Bei der Patientin hatte dieser Wert das Vertrauen in EM-X natürlich schlagartig gesteigert. Es blieb bei der kontinuierlichen Einnahme. Über die spätere Entwicklung wurde ich seitens der Familie ausführlich unterrichtet, so dass ich den Fortgang nachvollziehen konnte.

Zur Information hier die Veränderungen des CA 125-Werts:

3. August 1996   104 (Einnahmebeginn von EM-X am 6. September)
4. Dezember 1996   74 (nach drei Monaten der Einnahme)
3. April 1997   70 (nach sieben Monaten der Einnahme)
5. September 1997   65 (nach zwölf Monaten der Einnahme)

Solch große Veränderungen der Werte sind meistens ein Hinweis auf eine Zurückbildung des Tumors. Bei dieser Patientin kam noch hinzu, dass ihr Gesundheitszustand nun weitaus besser war als zuvor. Nach Berichten der Familie bekam sie nicht einmal mehr einen Schnupfen. Ihr graues Haar begann vom Stirnansatz her nachzudunkeln. Ihr lethargisches Verhalten ließ nach, sie wurde wieder munter und rüstig. Wenn sie z.B. früher mit zitternder Hand versuchte, den Gasherd anzuzünden, war das im wahrsten Sinne des Wortes brandgefährlich. Jetzt war sie in ihren Handhabungen ganz sicher. Das heißt, sie kann immer mehr häusliche Pflichten übernehmen. Ja, sie hat sogar wieder begonnen, ein Tagebuch zu führen. Es ist nicht zu viel gesagt, dass dank EM-X nicht allein der Tumor verschwand, sondern ihr ganzer Körper eine Verjüngung erfuhr.

Dies wird auch durch schriftliche Berichte bestätigt. Im November 1997 wurde bei ihr im Krankenhaus ein Gehirn-Scanning durchgeführt. Der Zustand ihrer Gehirnzellen „zeigte sich so frisch wie bei einer Vierzigjährigen". Der die Aufnahme begutachtende Arzt meinte, wenn es so bliebe, könne sie hundert Jahre alt werden. Selbst erste Anzeichen einer Altersdemenz waren verschwunden. Dreimal pro Woche nimmt sie an Kalligraphie-Übungen in einem Altersheim teil. Ihr Zustand strafte die Ärzte Lügen, so gut ging es ihr nun. Und ihre Tage sollten gezählt gewesen sein!

In letzter Zeit haben wir ihre EM-X-Dosis auf dreimal täglich 50 ml (150 ml täglich) reduziert. Sie meinte kürzlich: „Solange ich EM-X nehme, habe ich keine Angst vor Krebs." Bei jedweder ärztlicher Betreuung bleibt das Wichtigste das Vertrauen, dass es mit EM-X aufwärts geht.

Im Falle von Frau Nakashima bemerkte sie selbst frühzeitig, wie es ihr immer besser ging und dass sie dies EM-X zu verdanken hatte. Aber die Besserung bei ihr kündigte sich durch eine Erstverschlimmerung an: Kurzfristig litt sie an heftigem Fieber und Übelkeit. Allerdings war diese bei Frau Nakashima schon während des ersten Monats der EM-X-Einnahme eingetretene Erstverschlimmerung bereits in dem Artikel im Gesundheitsmagazin beschrieben worden, so dass die Familie sich sagte, „Das ist schon so in Ordnung", und ihr die weitere Einnahme empfahl.

Wenn EM-X im Falle einer Krankheit eingenommen wird, sind ein solcher Rückhalt und die Kooperation der Familie für die Wirksamkeit von EM-X ganz entscheidend.

EM-X stärkt die Revitalisierungskräfte nach einer Operation

Im Folgenden möchte ich den Fall des an Lungenkrebs erkrankten Herrn Sugi Uchida (70 Jahre) schildern. Über Jahre hinweg war er als Bürgermeister einer Stadt auf Kyushu zu sehr beschäftigt, um zu mir ins Krankenhaus nach Saitama zu kommen. Er schrieb mir folgenden Brief, von dem ich nur die wichtigsten Punkte zitieren möchte, da er vertraulich ist.

„Vor siebzehn Jahren überlebte ich gerade eben noch einen Herzinfarkt. Danach schenkte ich meiner Gesundheit natürlich doppelte Aufmerksamkeit. Ich achtete auf eine gesunde Lebensführung, pro-

27

bierte alles an Essen aus, von dem es hieß, es sei gut für die Gesundheit, und ließ keine der halbjährlichen Untersuchungen aus. Im Januar dieses Jahres hieß es: ‚Nichts Ungewöhnliches'. Aber ein halbes Jahr später brachte die Untersuchung im Juli ‚eine Verschattung im Brustkorb' zu Tage. Die folgende minutiöse Untersuchung ergab als Diagnose ein Geschwür im unteren Lappen des linken Lungenflügels. Es war schon recht groß. Ich vermutete gleich, das ist Krebs. Eher heute als morgen kommt wohl eine Operation auf mich zu. Aber vorher will ich es mit EM-X versuchen, von dem ich schon gehört habe.

Deshalb wäre ich um einen Hinweis, wo ich EM-X regelmäßig beziehen kann, sowie um Ihre Anweisungen zur Einnahme dankbar. Ich bitte Sie herzlich darum. Die Begleiterscheinungen der Krankheit beschränken sich auf einen leichten Husten, meine Konstitution ist gut und ich habe mächtigen Appetit."

Mit der ersten Diagnose von Krebs raten die Ärzte zur Operation „noch bevor es zu spät ist". In letzter Zeit wird auch verstärkt in medizinischen Kreisen die Meinung vertreten, nicht gleich zu operieren, dass es aber besser sei, einen Krebs im Frühstadium operativ zu entfernen. Auch ich bin keineswegs gegen eine Operation eingestellt.

Eine Operation produziert aber große Mengen an freien Radikalen. Selbst wenn der Krebs entfernt wäre, bliebe der postoperative Zustand labil, die Immunkräfte wären geschwächt, und das ist häufig Ursache für ein erneutes Aufflammen des Krebses. Dies kommt besonders häufig im Zusammenhang mit der Einnahme von Krebsmedikamenten vor.

Auf Verlangen legte ich die folgende Anweisung bei und sandte das EM-X an Herrn Uchida. „Nehmen Sie in der ersten Woche 100 ml pro Tag, zweimal jeweils 50 ml. Später erhöhen Sie dann auf 200 ml, 100 ml pro Einnahme."

Wie geplant wurde Herr Uchida dann operiert. Eigentlich sollte zur Sicherheit der gesamte Lungenflügel herausgenommen werden, aber dann entschieden sich die Ärzte dafür, doch nur die Hälfte zu entfernen.

Je kleiner der zu entfernende Teil ist, desto besser für den Körper. Daher wird oftmals nicht genug an gesunden Zellen um den Krebsherd entfernt, so dass dann aber die Rückfallwahrscheinlichkeit ansteigt. Bei Herrn Uchida jedoch gibt es eineinhalb Jahre nach der Operation erfreulicherweise keine Anzeichen für einen Rückfall: Er gilt heute als kerngesund.

Herr Uchida war, wie gesagt, nicht von mir untersucht worden. Da es sich in seinem Fall um ein gutes Beispiel für die klinische Anwendung von EM-X handelt, bat ich den behandelnden Arzt, mir die Daten zu übersenden. Die Daten für die Zeit nach der Operation führe ich im Folgenden auf (es handelt sich hier um Daten aus dem Jahr 1996):

29. Juli   Einweisung in das Krankenhaus Y zur präoperativen Untersuchung. Ergebnis: Entschluss zur Operation unter Vollnarkose; es werden keine Komplikationen erwartet.

2. August   Einweisung in die Chirurgie.

5. August   Entfernung des unteren Lappens des linken Lungenflügels. Narkosedauer sechs Stunden. Operationsdauer vier Stunden 25 Minuten. Blutverlust 234 ml. Mit Luftröhrenschlauch in die Intensivstation verlegt.

6. August   10 Uhr vormittags. Luftröhrenschlauch abgezogen. 13 Uhr: Patient klagt über Hungergefühl.

7. August   Mittagessen, etwa die Hälfte der normalen Menge

8. August   Volle Mahlzeiten

9. August   Patient kann wieder gehen

Für einen 71-Jährigen ist das eine schnelle Erholung. Zwischen dem Einnahmebeginn von EM-X und der Operation dürften nur zehn Tage vergangen sein.

Seine rasche postoperative Erholung ist im Zusammenhang mit der kontinuierlichen Einnahme von EM-X zu sehen. Wird EM-X wie in diesem Beispiel vor der Operation eingenommen, dann ist deren Verlauf komplikationslos, und anschließend geht alles reibungslos.

Wirkung selbst bei langjähriger Schädigung der Leber

Ende Februar 1999 bat mich Frau Morita telefonisch um Rat, da ihr Mann Atsushi (66 Jahre) nach vielen Jahren als Angestellter kurz vor dem wohlverdienten Ruhestand an Leberkrebs erkrankt war.

„Herr Doktor, es ist so schade, dass mein Mann gerade jetzt, wo er sich auf das Rentnerleben so sehr gefreut hatte, Leberkrebs bekommen hat.

Können Sie ihm mit EM-X nicht irgendwie helfen?" flehte sie mich an. Wenn ein Mensch von Krebs befallen wird, dann sind alle in seinem Umfeld verzweifelt, aber wenn dies just in dem Moment geschieht, in dem die Pensionierung und endlich das selbst bestimmte Leben am Horizont auftaucht, dann steigert dieser Umstand die Verzweiflung noch um einiges.

Laut dem Bericht seiner Frau litt Herr Morita lange an einer Hepatitis C, die sich schon vor mehr als zehn Jahren zu einer Leberverhärtung ausgewachsen hatte. Vor fünf Jahren bekam er dann Leberkrebs. Solche Fälle treten in letzter Zeit immer häufiger auf, und bisher ging man mit einer Alkohol-Therapie, Embolisierung oder Antikrebsmitteln dagegen vor. Bei der Alkoholtherapie wird hochprozentiger Alkohol direkt in die erkrankten Partien gespritzt. Mit der Verwendung von 99,8 %igem Alkohol werden die Krebszellen in der injizierten Stelle sofort abgetötet. Das Resultat ist das gleiche wie bei einer Operation, jedoch ist die Belastung für den Patienten geringer, so dass diese Methode in der Krebstherapie weit verbreitet ist. Mit zunehmender Größe des Tumors ist diese Behandlung allerdings schwieriger durchzuführen: Durch die Verwendung von flüssigem Alkohol besteht auch die Gefahr, die gesunden Zellen in der Umgebung abzutöten, so dass in letzter Zeit die Anzahl der Ärzte, die diese Therapie einsetzen, bereits wieder abnimmt.

Bei der Therapie durch Embolisierung, bei der man die Arterien, welche die Krebszellen mit Nährstoffen versorgen, verstopft, sollen die Krebszellen verhungern. Das ist eine Art Kriegstaktik, aber auch wenn die aktiven Krebszellen einigermaßen großen Schaden erleiden, bilden sie doch schnell neue Blutbahnen und werden von dort mit Nährstoffen versorgt. So sind auch dieser Methode Grenzen gesetzt.

In letzter Zeit schenkt man stattdessen Therapiemethoden mehr Aufmerksamkeit, bei denen Mikro- und Radiowellen zum Einsatz kommen. Hierbei werden die Krebszellen durch diese Wellen, die über in die Haut gesteckte Nadeln geleitet werden, abgetötet. Mit diesen neuen Methoden ist die Effektivität bei der Heilung sehr stark angestiegen. Deshalb muss man auch bedenken, dass die Heilung nicht nur durch die Einnahme von EM-X allein, sondern in Kombination mit solchen Therapieformen bewirkt werden kann.

Nun, kehren wir zurück zum Fall von Herrn Morita, der kurz nach seiner Pensionierung an Leberkrebs erkrankt war. In den eineinhalb Jahren nach Ausbruch des Krebses soll er fünfmal eine Alkoholtherapie und einmal eine Embolisierung erhalten haben. Aber die Ergebnisse befriedigten keinesfalls, und es war deutlich zu sehen, wie der Tod Schritt für Schritt näher kam. Doch da konnte seine Frau nicht einfach die Hände in den Schoß legen und tatenlos zusehen! Durch eifriges Zureden einer Bekannten kam sie schließlich ganz verzweifelt zu mir, um sich Rat zu holen. Sofort wies ich sie an, ihrem Mann dreimal täglich 70 ml EM-X zu verabreichen.

Allerdings war Herr Moritas Leber über lange Jahre hinweg geschädigt worden. Es war also eine von ihren Verletzungen völlig erschöpfte Leber. Selbst ich, der ich fest auf die Wirkung von EM-X bei Leberkrebs vertraute, zweifelte nicht wenig, ob in diesem Fall das gewünschte Ergebnis erreicht würde. Aber nur drei Wochen später belehrte mich eine unerhofft gute Nachricht eines Besseren.

Er hatte ein CT-Scan und eine Ultraschalluntersuchung gehabt, hieß es, und bei beiden sei der Krebs verschwunden gewesen. Ganz anders als bei der ersten telefonischen Beratung, klang jetzt die Stimme seiner Frau fröhlich und leicht aus dem Hörer in meinen Ohren. „Wenn das so ist, dann können wir die Dosis an EM-X reduzieren." Und ich wies sie an, die Dosis auf 50 ml zu reduzieren, um dann weiterzusehen.

Einige Tage später klingelte bei mir wieder das Telefon: „Bei einem erneuten CT-Scan sowie einer Ultraschalluntersuchung war tatsächlich kein Schatten eines Krebsgeschwürs mehr zu sehen gewesen. Der behandelnde Arzt hatte sich gewundert: ‚Seltsam, obwohl doch Leberkrebs diagnostiziert wurde, ist der jetzt komplett verschwunden.' Außerdem sagte er noch: ‚Ihr Mann hat doch auch Diabetes gehabt, aber auch die Blutzuckerwerte hier sind jetzt ganz normal. Auch die Werte des Tumormarkers bewegen sich im Rahmen des Normalen.'" Der Patient hatte also EM-X eingenommen, um den Krebs zu besiegen, aber auch die Vorerkrankung Diabetes war dabei mit geheilt worden.

Ich glaube, Sie können sich am Beispiel von Herrn Morita selbst ein Bild von der Wirksamkeit von EM-X machen.

Auch im Falle von Frau Hisae Iizuka (68) aus Niigata hat wohl die Kombination aus Antikrebsmitteln, Operation und EM-X zum Erfolg geführt: Der Eierstockkrebs wurde bei ihr im April 1999 entdeckt. Der Anlass war eine Ultraschalluntersuchung des Unterleibs, da sie beim

Wasserlassen Beschwerden hatte. Dies war nicht das erste Mal, deshalb dachte man zunächst, es sei nur eine leichte Erkrankung der Harnwege, aber die Untersuchungsergebnisse zeigten unerwarteterweise „einen Schatten an der Gebärmutter". Also ließ sie sich noch einmal von einem Gynäkologen untersuchen. Da sich in weniger als zehn Tagen Wasser in der Bauchhöhle angesammelt hatte, unterzog sie sich einer Operation mit Bauchschnitt. Als man ihr aber die Bauchhöhle öffnete, bemerkte man, dass nicht nur die Eierstöcke und die Gebärmutter angeschwollen waren, sondern auch der Dickdarm mit verwachsen war. Würde man in diesem Zustand Eierstöcke und Gebärmutter vollständig entfernen, bestünde die Gefahr eines Darmverschlusses, so dass man von der operativen Entfernung dieser Organe absah und nur ca. 4 l Wasser aus der Bauchhöhle absaugte. Damals gab man ihr mit Eierstockkrebs im Endstadium noch drei bis vier Monate zu leben und begann gleichzeitig mit Infusionen von Antikrebsmitteln.

Warum hatte diese Krankheit gerade sie heimgesucht, die sich doch bisher viel mehr als andere um gesundes Essen und ausreichend Schlaf gekümmert hatte? Je mehr sie darüber nachdachte, desto trauriger und einsamer fühlte sie sich und es breitete sich bei ihr eine schwer zu beschreibende Lustlosigkeit aus. Es blieb ihr nichts anderes übrig, als die Antikrebsmitteltherapie durchzuführen, die ihr der Arzt empfohlen hatte.

Etwa drei Monate später gab es eine frohe Botschaft für die mit den Krankheitsdämonen kämpfende Frau: Offenbar hatte das Antikrebsmittel gewirkt, denn obwohl ihr eine restliche Lebenserwartung von „drei bis vier Monaten" prophezeit worden war, wurde festgestellt, dass Eierstöcke und Gebärmutter sich verkleinert hatten. Und auf den Rat des Arztes – „So können wir operieren. Lassen Sie uns, so lange dazu noch Zeit ist, alle befallenen Stellen herausschneiden" – unterzog sie sich im Juli 1999 einer Totaloperation von Eierstöcken und Gebärmutter.

Danach wurde sie regelmäßig ambulant mit Antikrebsmitteln behandelt, aber an einem Tag, etwa acht Monate nach der Totaloperation, nachdem sie von einer Bekannten von EM-X gehört hatte, schickte sie mir umgehend einen Brief mit der Bitte um Rat.

„Bitte verzeihen Sie mir diesen plötzlichen Brief. Die Sache ist die, dass ich gestern durch Vermittlung einer Bekannten Frau A besucht habe. Dort habe ich von Ihnen erfahren und versuchte dann, wie ein Ertrinkender sich an einen Strohhalm klammert, unbedingt EM-X zu kaufen. Aber Frau A riet mir, Ihnen von meinem gesundheitlichen Zustand per Fax zu berichten und Ihren Rat zu erbitten. "

So fing ihr Brief an mich an, dann folgte eine genaue Beschreibung des Krankheitsverlaufes einschließlich der Therapien, denen sie sich unterzogen hatte vom Ausbruch der Krankheit bis zum Tag des Briefes. Gerade weil sie sich so gründlich mit ihrer Krankheit auseinandergesetzt hatte, musste ich reagieren, vor allem als ich folgenden Satz las: „Frau A wies mich an, drei Tage lang dreimal täglich 3 ml EM-X zu nehmen, danach auf täglich dreimal 5 ml zu steigern." Diese Mengen sind aber viel zu wenig! Ich wies sie an, dreimal täglich 70 ml einzunehmen und alles Weitere abzuwarten.

Etwa einen Monat später nahm Frau Iizuka wieder Kontakt mit mir auf. Als ich den Brief öffnete, las ich, dass sie wieder im Krankenhaus gewesen war und die Ergebnisse bei allen Untersuchungen zu den Veränderungen des Krebses ergeben hatten, dass die Krebszellen vollständig verschwunden waren. Ich war sehr erleichtert, aber trotzdem grenzte es an ein Wunder, dass sie, der man nur noch drei bis vier Monate zu leben gegeben hatte, vollständig vom Krebs im Endstadium geheilt worden war. Natürlich freute sich niemand mehr darüber als Frau Iizuka selbst, aber vor Angst, dass der Krebs wieder aufflammen könnte, nimmt sie immer noch EM-X ein, was nun schon dazu geführt hat, dass sie bereits 5 kg zugenommen hat und wieder ganz und gar munter ist.

Soweit wie möglich parallel mit Mitteln einsetzen, welche die Antioxidationskräfte steigern

Zum einen haben wir Patienten, bei denen sich mit EM-X der Gesundheitszustand dramatisch verbessert, anderen Patienten kann man noch so viel EM-X geben und es hat kaum eine Wirkung. Es scheint, dass jeder Mensch eine spezifische Affinität zu EM-X hat. Meine bisherigen Erfahrungen zeigen, dass nur einer unter hundert Menschen nicht gut auf EM-X anspricht.

Vielleicht ist dies auch eine Frage der angeborenen Konstitution und der Gene. Sollte zu einem bestimmten Zeitpunkt keine Wirkung bemerkt werden, so wurden dennoch die Antioxidationskräfte des Körpers gestärkt, und irgendwann kann es dann doch noch zu einer dramatischen Wirkung kommen. Deshalb ist bei Krebs und anderen spezifischen Erkrankungen die fortgesetzte Einnahme von EM-X unbedingt zu empfehlen.

Bei dem jetzt 89-jährigen Hisashi Suzuki wurde im Herbst 1999 Lungenkrebs entdeckt. Bei einer regelmäßigen Untersuchung wurde auf einer Röntgenaufnahme im linken Lungenflügel eine Anomalie festgestellt, und die darauffolgende eingehende Untersuchung per CT-Scan ergab, dass es sich um Lungenkrebs handelte.

Das war ein großer Schock für Herrn Suzuki, denn er hatte etwa zehn Jahre vorher wegen eines Lungenemphysems das Rauchen aufgegeben und sich seitdem sehr um seine Lunge gesorgt.

Während dieser Zeit hatte er – um einer Verschlimmerung des Lungenemphysems vorzubeugen – gewissenhaft immer sein Bronchiektasemittel und herzanregende Mittel eingenommen. Trotzdem litt er manchmal an schwerer Atemnot und bekam deswegen sogar einen Schwerbehindertenausweis.

Doch diese Fürsorge für seine Lunge entsprach nicht mehr dem allgemeinen Wissensstand. Bevor bei ihm ein Lungenemphysem diagnostiziert wurde, hatte er täglich 80 bis 90 Stück filterlose Zigaretten geraucht, war also ein Kettenraucher gewesen. Danach hatte er aber keine einzige Zigarette mehr angerührt, sogar Orte mit schlechter Luft wie Menschengedränge und stark befahrene Straßen so weit wie möglich gemieden. Er konnte es gar nicht verstehen, warum er nun nach so vielen Jahren Lungenkrebs bekam.

Nun war also Lungenkrebs bei ihm diagnostiziert worden und man stand vor dem Problem, sich schnell für eine Therapie zu entscheiden. Laut den Erklärungen des Arztes war der Krebs in Herrn Suzukis Lunge klein und lag an einer gut zu erreichenden Stelle, so dass eine Operation nicht allzu schwierig sein würde. Allerdings gab es folgende Punkte zu bedenken: Der Patient war mit seinen 86 Jahren schon recht betagt; der Krebs dürfte sich nicht allzu schnell ausbreiten; durch das Lungenemphysem war seine Lungenleistung bereits auf die Hälfte eines gesunden Menschen verringert. Alles in allem war eine Operation also nicht ratsam.

Herr Suzuki, der nun gar nicht mehr wusste, ob er sich nun operieren lassen sollte oder nicht, holte sich bei drei oder vier bekannten Ärzten Rat. Alle waren sich einig: Es sollte besser nicht operiert werden. Außerdem rieten sie ihm bei seiner derzeitigen Verfassung auch von einer Chemotherapie ab. Dadurch fasste sich Herr Suzuki ein Herz und beschloss Folgendes: „Wenn drei bis vier Ärzte sich einig sind, dann ist es sicher nicht falsch." Also verzichtete er auf eine Operation, ließ sich auch nicht auf eine Chemotherapie ein und beschloss, alle zwei bis drei Monate einen CT-Scan machen zu lassen sowie alles Weitere abzuwarten.

Ohne Operation oder Chemotherapie war das jedoch, als ob man sich hinsetzte und einfach auf den Tod wartete. Da begann er plötzlich Informationen über Krebstherapien zu sammeln. Und während er so dies und jenes heraussuchte, entdeckte er EM-X und erbat sich telefonisch Rat von mir.

Ganz nebenbei möchte ich erwähnen, dass ich die Einstellung von Herrn Suzuki begrüße, nicht einfach nur auf Grund des Urteils des behandelnden Arztes auf die Operation zu verzichten, sondern noch die Meinung von drei oder vier anderen Ärzten einzuholen.

Jeder Patient fragt sich, ob er der Empfehlung des behandelnden Arztes folgen soll, ob er sich operieren lassen soll oder nicht, ob er eine Chemotherapie machen soll oder nicht, aber wenn es da Unstimmigkeiten gibt, sollte man besser die Meinung mehrerer Ärzte einholen und eine für den Patienten selbst einleuchtende Therapie auswählen. Da sich die Krebstherapien laufend weiterentwickeln, erhöht sich die Gefahr ein wenig, wenn man sich dabei auf das Urteil eines einzelnen Arztes verlässt.

Herr Suzuki begann also etwa zwei Monate nach der Diagnose auf Krebs, im November 1999, mit der Einnahme von EM-X. Derzeit nimmt er eifrig EM-X ein und lässt alle drei Monate einen CT-Scan vornehmen. Die Krebszellen aber vermehren sich kein bisschen, und seine Konstitution ist sehr gut. Er verspürt auch kaum einmal heftige Schmerzen.

Sein behandelnder Arzt soll gesagt haben, dass bei seinem hohen Alter der Krebs nur langsam wachse, aber er möchte ihm am liebsten dagegenhalten, dass das zwar so sein mag, aber in diesem Fall auch die tägliche Dosis EM-X helfe. Allerdings konnte er das nicht aussprechen, so dass er nur schweigend an EM-X glaubte und weiterhin EM-X einnahm.

Als auf diese Weise etwa zwei Jahre vergangen waren, begann der in Bezug auf seine Krankheit zuversichtlich gewordene Herr Suzuki mit der Einnahme von EM-Salz, da er einfach alles ausprobieren wollte, was eine hohe Antioxidationskraft hat.

Unter anderem wird dieses EM-Salz unter Verwendung eines mit EM-Keramik hergestellten Behälters bei 1200°C gebrannt. Dabei gehen die Charakteristika der Effektiven Mirkoorganismen auf das Salz über. Es ist nicht salziger als das gewöhnliche Salz und es oxidiert nicht. Was die Wirkung betrifft, so hat es schon eine jahrelange Verstopfung auf einen Schlag gelöst.[1]

Im Falle von Herrn Suzuki verschwand der Lungenkrebs selbst nicht. Auch ein Jahr nach Beginn der Einnahme war der Schatten noch deutlich auf den Aufnahmen zu sehen. Trotzdem war er bei guter körperlicher Verfassung und im Alltagsleben auf keine Weise behindert. Es ist tatsächlich wichtig, alle erdenklichen Mittel, die dem Körper guttun, wie das EM-Salz parallel einzunehmen, um – wie Herr Suzuki – dem Krebs den Kampf anzusagen.

Und noch etwas: Wie Sie aus dem Fall von Herrn Suzuki entnehmen können, kann man eine Beziehung zwischen Rauchen und Lungenkrebs wohl doch nicht ausschließen. Es wäre wohl für die Raucher unter Ihnen besser, damit aufzuhören. Herr Suzuki meint dazu: „Ich schaffte es ziemlich leicht mit einem Nikotin-Kaugummi als Ersatz. Damit kann sogar ein Kettenraucher, wie ich es war, den Schritt in aller Entschiedenheit schaffen."

Aus diesem Fall können wir lernen, dass EM-X keine Magie ist. Es steigert die Antioxidationskräfte und fördert die eigenen Immunkräfte, die den Krebs bekämpfen. Es gibt Fälle wie die bereits vorgestellten, wo Krebs verschwindet, und solche, in denen er nicht so einfach verschwinden mag. Daher ist es meiner Ansicht nach besser, in solchen Fällen verschiedene Dinge auszuprobieren. Ich wende dann eine kombinierte Therapie an, z.B. mit AHCC (fermentierte Fasern einschließlich der Zellwände von Pilzfäden), Haifischknorpeln oder Vitamin C.

Setzt mit EM-X nur verzögert eine positive Wirkung ein, sollte man zur Stärkung der Antioxidationskraft das Augenmerk auch auf die Nahrung richten und auf diesem Gebiet Verschiedenes ausprobieren.

Ich strebe die weitere Verbreitung dieses effektiven Mittels ohne Nebenwirkungen an

Bis hierher habe ich die Wirksamkeit von EM-X bei einer Reihe von Krebsarten durch einige Beispiele vorgestellt; nun möchte ich noch einige Fälle unter Heranziehung von Patientenkarten vorstellen:

Auch Tetsuo Ogawa (57) zählt zu den Menschen, denen bereits das „Todesurteil" wegen seines Leberkrebs im Endstadium ausgesprochen worden war, der aber durch die Einnahme von EM-X noch immer unter den Lebenden weilt. Bei ihm wurde im Oktober 1998 Leberkrebs diagnostiziert. Da er sich so schlapp fühlte und immer müde war, ließ er sich im Krankenhaus untersuchen, wo man entdeckte, dass sich bei ihm eine bereits 3 cm große Geschwulst eingenistet hatte. Sofort ließ er sich mit der Embolisierungsmethode behandeln, aber sie brachte keinen wirklichen Erfolg, so dass er im Januar des folgenden Jahres ins Krankenhaus ging, um sich einer Chemotherapie zu unterziehen.

Doch gleich nach Beginn dieser Chemotherapie wurde Herr Ogawa von starken Nebenwirkungen geplagt. Er war zwar darauf vorbereitet, aber sie waren weit schlimmer als die Übelkeit und das Fieber, mit dem er gerechnet hatte, denn weder Speisen noch Wasser brachte er noch hinunter. Deshalb wurde beschlossen, die Chemotherapie abzubrechen. So kam es, dass die stationäre Behandlung nach nur fünf Monaten beendet war.

Man entschied sich dafür, ihn zu Hause zu pflegen und alles Weitere abzuwarten. Man entließ ihn aus dem Krankenhaus mit den Worten: „Ihnen ist nicht zu helfen. Es bleiben Ihnen höchstens noch zwei oder drei Monate zu leben." Etwa um diese Zeit bat man mich telefonisch um Rat und ich hörte aus den Worten die Verzweiflung, mit der man nach diesem Strohhalm griff.

Da ich spürte, dass keine Zeit zu verlieren war, wies ich ihn an, noch an diesem Tag mit der Einnahme von täglich drei Mal 70 ml EM-X und einmal 6 ml EM1 zu beginnen. EM1 wurde ursprünglich für den Einsatz in der Landwirtschaft entwickelt und ist deshalb nicht so einfach zu schlucken, aber die Einnahme ist völlig ungefährlich. Dabei ist auch zu bedenken, dass durch die Nebenwirkungen der Chemotherapie seine körperliche Kraft aufgezehrt war, so dass ich mir nicht so sicher war, ob er überhaupt die erforderliche Menge an EM-X einnehmen könne. Später erzählte man mir, dass er – weil ich es ja verordnet hatte – all seine Kräfte zusammengenommen habe, um tatsächlich jeden Tag die erforderliche Menge an EM-X und EM1 einzunehmen.

Vier Monate nach Beginn der Einnahme von EM-X erreichte mich die Nachricht, dass ein CT-Scan das vollständige Verschwinden der Schatten gezeigt habe und die Ärzte ihn für vollständig geheilt erklärt hätten.

Auch dieses Beispiel gilt nach dem Stand der modernen Medizin als ein Wunder. Ich werde später noch einmal darauf eingehen, aber es gibt je nach Krebsart auch Fälle, in denen die Chemotherapie gute Ergebnisse bringt. Wie Sie aber auch wissen, bringt die Chemotherapie normalerweise auch heftige Nebenwirkungen mit sich, so dass in nicht wenigen Fällen deswegen die Therapie abgebrochen werden muss.

Wenn es aber dazu kommt, dass sich der Patient durch eine Chemotherapie von seiner Krankheit zu einem gewissen Grad erholen könnte, dann aber die Therapie wegen der Nebenwirkungen abgebrochen werden muss, ist das gleichbedeutend damit, die Hände in den Schoß zu legen und auf den Tod zu warten.

Ganz anders ist aber EM-X, das überhaupt keine Nebenwirkungen hat und von jedem Menschen eingenommen werden kann. Wenn allerdings die Speiseröhre angegriffen ist und der Patient es nicht einnehmen kann, dann ist auch eine Infusion nicht unmöglich. Auch dadurch sind schon tatsächlich in vielen Fällen bereits aufgegebene Patienten mit einer restlichen Lebenserwartung von einigen Monaten oder solche mit Krebs im Endstadium, die nicht mehr operiert werden konnten, gerettet worden. Es scheint, als ob es kein anderes Mittel gibt, das Krebspatienten derart retten kann wie EM-X.

Bei Schilddrüsenkrebs erfolgt die Zellbildung nur zögerlich. Bei frühzeitiger Erkennung ermöglicht eine Operation die Rettung. Im Falle von Frau Kazuko Inoue (43) hatte zum Zeitpunkt der Diagnose der Krebs bereits in die Lunge ausgestreut, so dass sie durch eine Operation nicht mehr hätte geheilt werden können.

Frau Inoue griff auf nach landläufiger Meinung wirksame „volkstümliche" Behandlungsweisen bzw. auf chinesische Medizin zurück. Das Resultat war gleich null. Schließlich entdeckte sie EM-X. Mit der Einnahme begann der als Tumormarker verwendete Thyroglobulinwert deutlich zu sinken, bis vier Monate später das Krebswachstum zum Erliegen kam. Frau Inoue nahm 70 ml EM-X täglich ein. Da der Krebs nicht weiterwuchs, fuhr sie gewissenhaft mit der Einnahme fort und ihre Konstitution besserte sich zusehends. Ein halbes Jahr nach Einnahmebeginn konnte sie wieder den Alltag im Haushalt bewältigen. Da sie neben EM-X keine weitere Therapie erhielt, können wir hieraus ableiten, dass EM-X auch bei inoperablem Krebs im Endstadium wirkt.

Aber es gibt auch Fälle, wo ohne Weiteres operiert wurde und sich dann durch die Einnahme von EM-X eine erstaunlich schnelle Erholung zeigte.

Im Dezember 2000 holte sich Toshiro Yoshimura (57), der sich bereits auf seine Pensionierung freute, telefonisch bei mir Rat. Er war eine Woche vorher an Magenkrebs operiert worden, wobei ihm ein Drittel des Magens entfernt wurde. Laut behandelndem Arzt handelte es sich um Krebs in Stadium IV. Das bedeutete, dass die Krebszellen bereits die Außenseite der Serosa erreicht hatten. Wenn ein Krebs bis dahin vorgedrungen ist, besteht eine sehr hohe Gefahr der Streuung.

In dieser Situation wies ich ihn an, täglich dreimal 60 ml EM-X einzunehmen. Der Wert des Tumormarkers CA-19-9, der nach der Operation 3000 betragen hatte, fiel in den zwei Monaten bis zum März 2001 auf 255, und der Patient hatte guten Appetit. Da der Normalwert dieses Tumormarkers bei unter 37 liegt, zeigt ein Wert von 255 immer noch Krebs an.

Allerdings fiel dieser Marker eine Woche später auf einen Normalwert ab, und im Juni 2001 – also sechs Monate nach Beginn der Einnahme von EM-X – war der Marker sogar auf 14 abgefallen. Da wies ich den Patienten an, die Dosis EM-X von 60 ml auf 40 ml zu reduzieren. Einen Monat später, im Juli, hatte sich der Markerwert bei 14 stabilisiert, so dass die Dosis nun auf 30 ml reduziert werden konnte.

Als der Marker im Februar 2002 noch weiter, nämlich auf 9 gefallen war, legte ich die Dosis auf 20 ml pro Einnahme fest. Bis heute verläuft diese Krankengeschichte positiv. Herr Yoshimura kehrte sogar wieder an seinen Arbeitsplatz zurück, und es gibt keine Hinweise darauf, dass der Krebs wieder aufgeflammt wäre. Und natürlich gibt es auch keine Metastasen.

An diesem Beispiel können wir ablesen, dass EM-X auch dann, wenn die Einnahme erst nach der Operation beginnt, eine Wirkung zeigt und sogar mit hoher Wahrscheinlichkeit Metastasen verhindert.

Der Fall von Mie Tanaka (52) ist ein weiteres Beispiel für eine gute Erholung nach der Operation. Ihr wurde nicht nur wegen Magenkrebs der ganze Magen entfernt, sondern auch die Gallenblase und ein Lymphknoten. Drei Tage nach der Operation begann Frau Tanaka mit der Einnahme von täglich dreimal 70 ml EM-X. Etwa drei Monate später wurde berichtet, dass bei einer Untersuchung zum weiteren Verlauf der Krankheit der Lymphknotenkrebs verschwunden war. Nachdem wir dann die Dosis auf 50 ml pro Gabe reduziert hatten, erzählte sie mir etwa einen Monat später am Telefon, dass ihr zwar der Hals wie zugeschnürt sei, aber die Sommersprossen im Gesicht seien verschwunden.

Am Ende des Prologs habe ich die Geschichte eines Kollagenose-Patienten vorgestellt, dessen Haare als Nebenwirkung des Präparates ausgefallen, und dann nach Einnahme von EM-X wieder nachgewachsen waren, und EM-X hat in der Tat auch die Nebenwirkung, dass Sommersprossen und Falten verschwinden.

Die Erklärung dafür ist ganz einfach: Jeder weiß, dass die Haare eine Verlängerung der Haut sind. Und da diese Haare durch die Einnahme von EM-X nachwachsen oder weißes Haar wieder schwarz werden kann, ist es auch ganz natürlich, dass die Haut wieder schön wird. Kurzum, EM-X reaktiviert auch die Haar- und Hautzellen.

Tatsächlich erhalte ich von einem Zehntel der Anwender die Rückmeldung, dass die Haare wieder wachsen, weiße Haare wieder dunkel werden sowie Sommersprossen oder Falten verschwinden. Wenn also kurz nach Einnahmebeginn Sommersprossen verschwinden oder blasser werden, kann man das als ein Zeichen werten, dass EM-X wirkt.

Als etwa zwei Wochen später die Nachricht kam, dass es ihr noch besser ging, wurde die Dosis für Frau Tanaka auf täglich dreimal 40 ml reduziert. Eine weitere Woche später hatte sie nicht mehr das Gefühl, der Hals sei ihr wie zugeschnürt, so dass wir die Dosis auf täglich dreimal 30 ml pro Gabe reduzierten. Trotzdem wurde sie immer munterer und auch jetzt lebt sie so gesund und munter, dass man nicht meinen möchte, sie habe eine solch schwere Operation hinter sich. Auch wenn sie sich nun so gut erholt hat, ist es wichtig, zur Verhinderung eines Wiederaufflammens des Krebses EM-X weiterhin einzunehmen – wenn auch nur eine kleine Menge. Wenn auch gegenwärtig der medizinische Beweis für die Wirksamkeit von EM-X noch nicht erbracht ist, so ist es doch wohl nicht gut, ein solch effektives Mittel ohne Nebenwirkungen nur deshalb zu ignorieren, weil es kein Medikament ist. Da es wenigstens keine Nebenwirkungen hat, ist es meiner Ansicht nach die Pflicht des Arztes, den Patienten von der Existenz von EM-X in Kenntnis zu setzen.

Krebsvorsorge bedeutet Maßnahmen gegen freie Radikale und Aufnahme von gutem Eiweiß

Bisher habe ich die ausgezeichnete Wirksamkeit von EM-X bei Krebs hervorgehoben. Nun möchte ich kurz darauf eingehen, was die Menschen in der modernen Medizin über die Frage denken, warum Menschen überhaupt an Krebs erkranken.

Der Körper der Menschen, Tiere und auch der Pflanzen besteht aus Zellen. Sie sind die kleinsten lebendigen Einheiten eines jeden Körpers. Der Aufbau dieser Zellen folgt einem einzigen Muster. Im Inneren der Zelle sitzt der Kern, worin sich wiederum die Gene (DNA) als Träger der Lebensinformation befinden.

Von den in der DNA eingeschriebenen Informationen werden alle Lebensaktivitäten bestimmt. Dass wirklich alles bestimmt wird, bedeutet, dass auch Gene krank werden: Bei Krebs werden die Krebsgene tätig und bis zu diesem Zeitpunkt normale Zellen verkrebsen durch die Information der Krebszellen ebenfalls. Man sagt, dass auch in gesunden Menschen die Krebsgene aktiv sind und täglich etwa 3000 Krebszellkeime entstehen. Aus diesen entstehen dann die Krebszellen. Kurzum: Auch im Körper eines gesunden Menschen kommt es zum Wachstum von Krebszellen.

Selbst wenn Krebsgene eifrig Krebszellen produzieren, arbeiten Krebssuppressionsgene mit ihrer zerstörenden Funktion an ihrer Unterdrückung. Werden nun diese Krebssuppressionsgene durch freie Radikale zerstört, wirkt diese Bremse jedoch nicht mehr und es entsteht Krebs.

Nehmen wir z. B. das Gen P 53. Dieses produziert auf Grund seiner antikarzinogenen Eigenschaften das Suppressionseiweiß. Wenn dieses

41

Eiweiß nun durch den Angriff von freien Radikalen Schaden erleidet, entsteht Krebs. Es darf auch nicht an Rohmaterial für dieses Suppressionseiweiß fehlen. Zur Krebsprävention sind also zwei Bedingungen maßgebend: Schaden durch freie Radikale zu verhindern und Eiweiß in guter Qualität zu sich zu nehmen.

Es gibt viele Ursachen von Krebs. Zu den Wichtigsten zählen etwa 30 bis 50 karzinogene Stoffe. Bloß keine Warabi (Farnknospen) und das Verbrannte am gebratenen Fisch essen! Auch Zusatzstoffe bei Fertigprodukten sind bedenklich, heißt es. Tatsache ist aber: Diese Stoffe haben keinen besonderen Einfluss. Wenn man ganz normal isst, hat das alles kaum etwas mit Krebs zu tun. Warum ist das so? Die Menschen können gar nicht die Mengen essen, die zu Krebs führen würden. Als man in einem Tierversuch zum Beispiel eine große Menge an Warabi zum Fressen gab, führte das tatsächlich zum Krebs. Das Gleiche gilt auch für das Angebrannte am gebratenen Fisch. Wenn nun aber der Mensch die Menge essen wollte, die bei Tieren zu Krebs führt, müssten er sich jeden Tag mit Warabi und gebratenem Fisch den Bauch vollschlagen. Das wäre in der Tat ein extremes Verhalten. Alles, was mengenmäßig im Rahmen der alltäglichen Kost liegt, ist in Ordnung.

Jedes Übermaß in der täglichen Nahrung ist jedoch nicht gut. Neigt man z. B. zu fortgesetzter Fresssucht oder übermäßiger Aufnahme von Fetten, so begünstigt das eindeutig die Entstehung von Krebs und anderen Zivilisationskrankheiten sowie eine Beschleunigung des Alterungsprozesses. Und warum ist das so? Dies alles produziert freie Radikale.

Warum sollte man denn nicht zu viel essen? Wenn man regelmäßig mehr isst, als der menschliche Organismus ursprünglich verdauen kann, platzt der Stoffwechsel aus allen Nähten. Es ist wie bei einem Ofen, in dem Brennholz und Steinkohle verbrannt werden. Der Ofen hat ein spezifisches Volumen. Steckt man weniger als das Fassungsvermögen hinein, verbrennt alles gut. Wenn man ihn aber sowohl mit zu viel Brennholz als auch zu viel Steinkohle vollstopft, verbrennt das Material nur unvollständig. Es schwelt, Rauch steigt auf, aber es brennt nicht gut. Bezogen auf den menschlichen Körper heißt das: Wenn übermäßiges Essen die Regel ist, stagniert der Metabolismuskreislauf von Verdauung, Absorption, Verbrennung und Ausscheidung. Im Gegenteil: Es entstehen freie Radikale!

Diese greifen die Gene an, der Körper „setzt Rost an", es entstehen Schmerzen. Wenn ein solcher Zustand länger anhält, ist es ganz natürlich, dass die Körperfunktionen aus dem Takt geraten. Es ist durchaus vorstellbar, dass auch eine Erkrankung wie Krebs auf der Grundlage dieses Mechanismus entsteht.

Warum sehen manche Menschen nicht so alt aus, wie sie in Wirklichkeit sind?

Jedermann weiß, dass übermäßiges Essen und Trinken, ein ungeregeltes Leben, zu viel Stress, Alkoholmissbrauch und Rauchen freie Radikale erzeugen und nicht gut sind. Aber auch viele Menschen mit vorbildlichem Lebensstil erkranken an Krebs.

Sie rauchen zum Beispiel nicht und trinken auch keinen Alkohol. Sie ernähren sich auch richtig und haben nicht besonders viel Stress. Warum bekommen sie trotzdem Krebs?

Genau betrachtet sind unter den Krebspatienten sehr viele, die ein ganz normales Leben geführt haben. Da bleibt letzten Endes nur die Schlussfolgerung, dass im Kampf zwischen den entstandenen freien Radikalen und den körpereigenen Antioxidationskräften der Schaden der freien Radikale größer war. Der Mensch atmet und verbrennt mit dem dabei aufgenommenen Sauerstoff die Nährstoffe, um daraus Energie zu schöpfen.

Der Mitochondrien genannte Teil der Zelle ist Produktionsstätte für die Energie. Für die Verbrennung von Nährstoffen wird dort stets Sauerstoff verbraucht. Dabei entstehen 2 % freie Radikale. Das ist ein Sauerstoff mit starker Oxidationskraft. Er beschädigt die Gene und produziert die Alterungssubstanz Lipidperoxid unabhängig von der Ernährungsweise. Die Energieproduktion ist jedoch notwendig, so dass der Körper mit einem System ausgestattet ist, das den Körper vor den Schäden der dort erzeugten freien Radikale schützt.

Was ist das für ein System? Dazu wird proportional zur Menge der im Körper produzierten freien Radikale die Antioxidationssubstanz SOD als eine Art Gegengift gebildet. Ab etwa dem 40. Lebensjahr sinkt jedoch die Fähigkeit, diese Substanz zu produzieren. Im selben Maß wie diese Fähigkeit abnimmt, nimmt die Gefahr von Krebs und anderen Zivilisationskrankheiten zu. Deshalb werden ab dem mittleren Lebensabschnitt die Antioxidantien umso lebensnotwendiger.

Wie ist dann die Differenz zur benötigten Menge aufzufüllen? Einerseits ist durch ein maßvolles Leben die übermäßige Produktion von freien Radikalen zu vermeiden. Um einen gewissen Teil des potentiellen Schadens zu verhindern, bleibt uns zum anderen nichts anderes übrig, als Antioxidantien auch von außerhalb zuzuführen.

Solche Antioxidantien sind z. B. die Vitamine E und C, dann das für die Produktion von SOD im Körper unerlässliche Eiweiß sowie Mineralien. Jedoch ist es äußerst schwierig, den benötigten Anteil an Vitaminen und Mineralien durch Nahrung und Vitamin- und Mineralienpräparate zu ergänzen. Es ist zum Beispiel ein Leichtes, die notwendige Menge an Vitaminen einzunehmen, um nicht an Vitaminmangel zu erkranken. Die täglich notwendige Menge an Vitamin C beträgt 50 bis 60 mg. Möchte man aber aktiv Krebs vorbeugen, sind 1000 bis 2000 mg pro Tag nötig. Diese sind nicht über die normale Nahrung aufnehmbar. Auf diesen Aspekt werde ich noch in Kapitel 4 genauer eingehen.

Schaut man sich das Antioxidationsniveau an, so ist die nötige Menge sehr viel höher als die im Allgemeinen für adäquat gehaltene Tagesdosis, aber auch das reicht nicht. Mit zunehmendem Alter nimmt nämlich die produzierte Menge an SOD unmerklich ab. Ich übertreibe nicht mit der Behauptung, dass eines schönen Tages bei reduzierter Antioxidationskraft auch bei äußerlich gesunden Menschen plötzlich Krebs oder andere schwere Zivilisationskrankheiten aufkommen können.

Auch wenn man Glück hat und von Krebs und Zivilisationskrankheiten verschont bleibt, fördern die freien Radikale den Alterungsprozess. Und wenn die Gesamtdifferenz zwischen der Menge an freien Radikalen und derjenigen der Antioxidantien ins Minus rutscht, beschleunigt das wiederum den Alterungsprozess. Wir können also getrost sagen, dass, wenn von zwei Menschen gleichen Alters und gleicher Lebensweise der eine gealtert, der andere aber noch jung erscheint, der Unterschied in der Antioxidationskraft der beiden liegt.

Bevor EM-X auf den Markt kam, blieb uns lediglich die Methode, sich auf die angeborene Antioxidationskraft (d. h. kann auch als genetische Charakteristik bezeichnet werden) zu verlassen oder stets gewissenhaft auf die Einnahme von Antioxidantien bedacht zu sein.

Dazu kommt noch, dass diese vor etwa zehn Jahren entstandene – also noch relativ junge Theorie über die Schädlichkeit der freien Radikale leider noch so fest nicht bei den Ärzten im medizinischen Alltag verankert ist. Deshalb wird die Antioxidationstherapie noch kaum praktiziert. Nur ein kleiner Teil der Ärzte ist frühzeitig darauf aufmerksam geworden und hat verschiedene Antioxidationstherapien ausprobiert. Traditionelle volkstümliche Heilmethoden und die neu entwickelten Immunisierungsmethoden bringen bisweilen beachtliche Heilungen von Krebs hervor und das Verdienst gehört dabei in den meisten Fällen einer Antioxidationstherapie.

Auch ich habe mit chinesischer Medizin begonnen und dabei diverse Verfahren ausprobiert. Aber oft war es so: Auch wenn es bei einem bestimmten Symptom wirkte, blieb es bei einem anderen völlig wirkungslos. Bei EM-X gibt es zwar auch individuelle Unterschiede in der Wirkung, aber es bringt immer irgendeine positive Wirkung hervor. Meines Wissens ist die Antioxidationskraft von EM-X bislang unübertroffen geblieben.

Einige Krebsfälle, bei denen EM-X keine Besserung brachte, und was man dann noch tun kann

Bedauerlicherweise hatten wir einen Fall, wo bei gleichzeitiger Einnahme von Krebsmedikamenten und EM-X zunächst eine Besserung eintrat und die Patientin dann an einer Lungenentzündung verstarb. Frau Mariko Shiraishi (68) litt an Blutkrebs, d.h. an T-Zellen-Leukämie. Die Chemotherapie schlägt üblicherweise nur bei 10 % der Patienten an, bei Leukämie wirkt sie aber recht gut.

So entschloss man sich im besagten Fall zu einer Chemotherapie. Wie allgemein bekannt, kommt es dabei allerdings zu heftigen Nebenwirkungen. Da man meinte, diese Nebenwirkungen mit EM-X wenigstens zu lindern, wurde gleichzeitig mit der Antikrebsmitteltherapie mit der Einnahme von EM-X begonnen.

In diesem Fall stiegen wir mit dreimal täglich 10 ml ein, um im Fünf-Tage-Turnus jeweils um 10 ml zu steigern bis auf dreimal täglich 30 ml, und dann alle drei Tage um weitere 10 ml, bis die Dosis 60 ml betrug, und diese sollte dann beibehalten werden.

Alles schien ungewöhnlich gut zu verlaufen: Die Nebenwirkungen blieben so gut wie aus, so dass die Chemotherapie drei Monate lang durchgezogen werden konnte, und ihr Verlauf wurde als recht gut bewertet. Aber dann stellte sich eine Lungenentzündung ein. Bei Leukämie steigt die Anzahl der weißen Blutkörperchen ungewöhnlich hoch an, und man könnte der Meinung sein, sie bekämpften den Erreger. Aber die weißen Blutkörperchen eines an Leukämie Erkrankten sind in ihrer Form verändert und verlieren die Fähigkeit, Erreger abzutöten, wodurch es leicht zu einer Lungenentzündung kommen kann. So verstarb unsere Patientin leider.

Der bedauernswerte Herr Yûzô Yamaguchi (61) litt an Speiseröhrenkrebs. Auch bei ihm half die Einnahme von EM-X nicht. Der Krebs bildete Metastasen in der Leber, Wasser sammelte sich in seiner Bauchhöhle und er entwickelte eine Gelbsucht. Seine Behandlung erfolgte in einem anderen Krankenhaus. Dort meinte man, dass der Fall hoffnungslos sei, und wollte als letzten Versuch EM-X geben: Einmal täglich 10 ml, dann nach zwei Tagen um jeweils 10 ml steigern, bis man auf 70 ml pro Einnahme käme. Das war die Maßgabe, aber sie half nicht.

Für einen Einsatz von EM-X war es bereits zu spät. Der behandelnde Arzt war aber erleichtert: „Es ist ein seltener Fall, dass er sich nicht mehr über Schmerzen beschwert hat. Er hatte auch wieder angefangen, ruhiger zu atmen."

Es gibt Fälle, in denen Krebs in der Endphase besonders leidvoll ist. Aus medizinischer Sicht ist nichts mehr auszurichten. Die Therapie besteht dann nur noch aus Schmerzlinderung.

Bei Opiaten wird es jedoch unumgänglich, die verabreichten Mengen nach und nach zu steigern. Nicht selten bleibt irgendwann die Wirkung schließlich ganz aus. Dann kann der Arzt nichts mehr für den Patienten tun. Der Anblick eines solchen todgeweihten Patienten mit seinen Schmerzen ist für einen Arzt das Schlimmste. Für Krebs im Endstadium bedeutet die Einnahme von EM-X zur Schmerzlinderung wirklich eine große Hilfe.

Es ist richtig, dass wir mit EM-X bei Krebs bedeutende Wirkungen erzielen können. Aber es versteht sich fast von selbst, dass ab einer bestimmten Größe der Krebsgeschwulst die Wirkung beschränkt ist.

Bei einem geschwächten 52-jährigen, an Leberkrebs im letzten Stadium erkrankten Patienten hatte der riesige Tumor einen Durchmesser von 15 cm erreicht. Über einen Zeitraum von 75 Tagen wurden ihm täglich 70 ml EM-X verabreicht. Letztlich blieb das alles ohne Wirkung. Damals setzten wir EM-X noch nicht intravenös ein. Vielleicht hätte eine EM-X-Infusion doch noch Hilfe gebracht.[2]

Es ist auch vorstellbar, dass eine tägliche Menge von 70 ml zu wenig war. Im Falle eines 60-jährigen Patienten mit riesigem Krebsgeschwür an der Leber hatten wir genauso über drei Monate hinweg 70 ml EM-X täglich verabreicht, ohne dass wir einen sichtbaren Erfolg zu verzeichnen hatten. Ein sehr großes Leberkarzinom kann auch mit EM-X kaum besiegt werden.

Nur eines kann hierzu noch gesagt werden. Bevor ein Karzinom solchermaßen wuchern kann, wird normalerweise eine Operation durchgeführt und dann je nach Krebsart mit Chemo- oder Strahlentherapie behandelt. Bei einer Besserung des Krebses durch die Therapie wird durch EM-X die Antioxidationskraft gestärkt und dadurch werden die körpereigenen Selbstheilungskräfte und die Immunkräfte aktiviert. Wenn die Krebsmittel und die Bestrahlungen die Immunkräfte nicht reduzieren würden, wären weit bessere Resultate möglich.

Nach einer Hepatitis C mit resultierender Leberzirrhose hatte sich bei einem Mann Leberkrebs entwickelt. Dieser hatte bereits die Pfortadervene (die Vene, in der das Blut von Magen, Darm etc. sich sammelt und in die Leber geleitet wird) angegriffen. Das Rückfallrisiko lag sehr hoch. Antikrebsmittel wurden nicht eingesetzt. Alle Hoffnungen des Patienten richteten sich auf EM-X. Drei Monate später zeigte der Tumormarker bereits deutlich sichtbare Verbesserungen. Aufgrund solcher Fälle bleibt für EM-X bei der Behandlung riesiger Tumore bei Krebs im Endstadium doch noch genügend Spielraum.

Wo die Chemotherapie wirkt und wo nicht – eine Untersuchung

Die Behandlung von Krebs mit einer Chemotherapie wird gegenwärtig in der medizinischen Welt heftigst diskutiert. Bei Leukämie ist der Einsatz sinnvoll, obgleich hier die Nebenwirkungen beachtlich sind. Bei Krebsarten, bei denen sie aber nicht wirkt, sollte sie auch nicht zur Anwendung kommen.

Krebspräparate können, außer bei Leukämie, auch bei Krebsarten von Kleinkindern, beim kleinzelligen Lungenkrebs und beim Krebs an der Oberhaut der Darmzotten, der zum Eierstockkrebs gezählt wird, eingesetzt werden. Bei Dickdarm- und Bauchspeicheldrüsenkrebs sind sie überhaupt nicht wirksam. Auch bei Magen- und Leberkrebs werden sie meistens erfolglos eingesetzt.

Diese Fakten sind dem Arzt von vornherein bekannt. Warum werden diese Mittel dann trotzdem eingesetzt? Eines der wichtigsten Motive ist, dass ein Arzt nichts weniger ertragen kann, als den Dingen ihren Lauf lassen zu müssen. Wenn ein inoperabler Krebs vorliegt oder die Heilung nach einer Operation gar nicht gut verläuft, dann ist nicht an einen wirkungsvollen Einsatz von Chemotherapie zu denken. „Vielleicht hilft es bei diesem Patienten ja doch", mag mancher Arzt denken. Es gibt Ärzte, die geradezu beten, dass das Medikament doch wirken möge.

Wie ich zuvor schon ausgeführt habe, bin ich gegen den Einsatz von Krebsmitteln dort, wo man weiß, dass sie nichts nutzen. Jedoch wird man einem Kranken, der eine Operation hinter sich hat und nun seine postoperative Behandlungsroutine durchleidet und sich dem Arzt voll und ganz anvertraut, eine Medikamentierung nicht einfach abschlagen können.

Oft fragen mich solche Patienten: „Was soll ich denn tun?" Ich antworte dann: „Sie müssen es nur zusammen mit EM-X einnehmen."

Bei einem Krebs, bei dem die Chemotherapie wirkt, werden die Nebenwirkungen gemildert und es besteht die Möglichkeit, dass sich der Zustand bessert. Auch dort, wo die Mittel nicht anschlagen, leidet der Patient wenigstens nicht an den Nebenwirkungen. In diesem Fall kann die Einnahme von EM-X nie von Nachteil sein.

Mein Credo ist: „Besser die Krebsmittel absetzen und eine Flasche EM-X trinken." Aber zum gegenwärtigen Zeitpunkt gehen nur wenige Ärzte so weit. Selbst ich, der ich von EM-X zutiefst überzeugt bin, kann meinen Patienten gegenüber kaum mein Credo vertreten. Nur wenn nach meinen Erklärungen zu EM-X der Patient sagt: „Ich entscheide mich für EM-X allein", verfahre ich so.

Es gibt Patienten, die sich nicht so einfach für EM-X allein entscheiden können.

„Es heißt zwar, das Zeug wirkt nicht, aber bei mir könnte es vielleicht doch helfen!" Mit diesen Worten rechtfertigen sie mit einem letzten Hoffnungsschimmer ihre Entscheidung für die Chemotherapie. Insbesondere dann, wenn der Krebs das Endstadium erreicht hat und Arzt, Patient und Familie mehr als die direkte Wirkung das psychologisch wichtige Gefühl der Gewissheit suchen, „alles getan zu haben". Vielleicht liegt in einem gewissen Sinne darin die Existenzberechtigung der Chemotherapie.

Beim Einsatz der Chemotherapie ist es besser, parallel dazu EM-X einzunehmen. Wenn zwischen dem Zeitpunkt der Entdeckung des Krebses bis zur Durchführung der Operation noch Zeit bleibt, ist die Einnahme von EM-X eine besonders gute Sache. Wie bereits gesehen, wird sie den Verlauf einer Operation positiv beeinflussen. Gleiches gilt für den postoperativen Prozess und man kann damit die Wahrscheinlichkeit eines Wiederaufflammens des Krebses mindern.

Es gibt viele Patienten, bei denen auf Grund der fortgesetzten Einnahme von EM-X von einem Zeitpunkt noch vor der Operation bis lange danach – selbst bei Krebsarten mit hohem Rückfallrisiko – keine Anzeichen für einen Rückfall zu bemerken waren, so dass der Patient als gesunder Mensch in die Gesellschaft zurückkehren konnte.

Wir hatten Patienten, bei denen der Leberkrebs überall hin Metastasen verschiedener Größe gestreut hatte, so dass eine Operation unmöglich geworden war. In diesem Falle versuchten wir, die größeren Herde durch Embolisierung zu einem gewissen Grad auszurotten. Auch Krebszellen können ohne Nahrung nicht weiterleben. Man trennt die den Krebszellen als Bahnen für die Nahrungsversorgung dienenden Blutgefäße ab, dann erhalten sie keine Nahrung mehr und sterben ab. Das ist die sogenannte Embolisierung.

Leider sind die Krebszellen in der Lage, sich nach und nach spezielle, nur für ihren Gebrauch bestimmte Blutbahnen wieder aufzubauen. Wenn man eine Blutbahn blockiert, entsteht mit hoher Wahrscheinlichkeit eine neue. Daher hilft die Embolisierung nur provisorisch, sie kann nicht als vollwertige Therapie bezeichnet werden. Mit parallel dazu erfolgender Einnahme von EM-X kann sie den Charakter des Provisorischen verlieren.

Bei dem betreffenden Patienten wurden mit der Embolisierung die großen Krankheitsnester angegangen und kontinuierlich EM-X verabreicht. Anfang April begann er mit der Einnahme, ab Mitte des Monats lag er bei dreimal 60 ml = 180 ml pro Tag. Da kam bereits ein Anruf:

49

„Meine Abgespanntheit ist verschwunden, ich bekomme wieder mehr Farbe im Gesicht." Eine positive Selbsteinschätzung der Situation. Während der folgenden Monate nahm sein Körpergewicht um fünf bis sechs Kilogramm zu. Wie bereits erwähnt, nimmt das Körpergewicht bei Krebs normalerweise ab, eine Zunahme gibt es nicht. Da die Krebszellen einem die Nahrung wegnehmen, ist es kaum vorstellbar, dass man zunimmt. Wenn ein Patient also tatsächlich zunimmt, ist es der Beweis für eine echte Verbesserung seines Zustandes. Das war hier der Fall. Ein halbes Jahr nach dem Beginn der Einnahme von EM-X wurde eine CT-Scannung durchgeführt, welches zeigte, dass eine ganze Anzahl kleinerer Metastasen verschwunden waren.

Auch bei wieder aufflammendem Krebs ist es wichtig, eisern bei der Einnahme zu bleiben

Es war im Oktober 2000, als Yoko Ohashi (55) telefonisch bei mir Rat suchte. Seit drei Jahren litt sie an Brustkrebs und als sie mich kontaktierte, hatte man schon eine Streuung in die Lunge festgestellt. Sie musste gestehen, dass es bereits fünf kleine Tumoren waren, so dass die Lage ziemlich prekär war. Ich riet ihr also zunächst einmal, dreimal täglich 70 ml EM-X einzunehmen und alles Weitere abzuwarten. Die Veränderung der CA15-3-Werte (Normalwert: weniger als 28) sieht folgendermaßen aus:

4. Dezember 2000	124
10. Januar 2001	178
29. Januar 2001	47
15. Februar 2001	32
16. April 2001	27

Bis hierher hatten die Werte kontinuierlich abgenommen, aber dann stiegen sie wieder etwas an, und in der Lunge fanden sich wieder zehn Streuungsnester, so dass man mit einer Chemotherapie begann. Natürlich nahm sie auch in dieser Zeit weiter EM-X ein, und schließlich sank der Marker im Januar 2002 auf 32 ab. Die zehn Streuungsnester hatten sich nun auf ein einziges reduziert.

Ob Frau Ohashi vollständig geheilt werden könne, hing – wie bereits oben beschrieben – von ihrer natürlichen Heilkraft und der Gesamtmenge an freien Radikalen ab, aber dieser Fall soll uns zeigen, wie wichtig es ist, wenn man mit der Einnahme von EM-X begonnen hat, nicht auf halbem Weg aufgeben darf – egal was passiert.

Wenn sich nicht gleich nach Einnahmebeginn eine Wirkung zeigt oder dann sogar eine Verschlechterung eintritt, kommt es häufig vor, dass EM-X mit den Worten „Was ist das für ein Zeug! Das wirkt ja gar nicht!" in die Ecke geworfen wird. Ich verstehe diese Einwände schon, aber gerade weil es viele Fälle wie den der Frau Ohashi gibt, bei denen nach Überwindung dieser Phase eine erstaunliche Verbesserung eintrat, plädiere ich doch stark dafür, mit der Einnahme fortzufahren und nicht aufzugeben.

Auch Frau Yaguchi (60) zählt zu den Personen, die sich mit eiserner Disziplin bei der Einnahme von EM-X von einer Krankheit erholt hat. Frau Yaguchi bat mich erstmals am 4. September 1998 um Rat. Am 19. August war bei ihr Brustkrebs diagnostiziert worden, der bereits auf den Lymphknoten auf der linken Seite gestreut hatte. Deshalb sollte sie an diesem 4. September mit der oralen Einnahme von Antikrebsmitteln über ein Jahr beginnen.

Ich riet ihr dazu, zunächst einmal mit der Einnahme von dreimal täglich 50 ml EM-X zu beginnen und ihren Zustand beobachtend die Dosis allmählich auf jeweils 60 ml und dann 70 ml zu steigern. Den weiteren Verlauf skizziere ich im Folgenden:

Dezember 1998   Bei der Blutuntersuchung auf Tumormarker keine Auffälligkeiten. Einnahme der Antikrebsmittel fortgeführt. Weitere Einnahme von täglich dreimal 70 ml EM-X.

März 1999   Blutuntersuchung und CT zeigen keine Auffälligkeiten. Weiter Einnahme von täglich dreimal 70 ml EM-X.

September 1999   Die Dosis EM-X wird auf täglich dreimal 50 ml reduziert.

März 2000   Der Zustand der Patientin hat sich stabilisiert, deshalb weitere Reduktion der Dosis EM-X auf täglich dreimal 30 ml.

September 2000	Die Blutwerte (Tumormarker) sind normal. Die Dosis wird weiter auf täglich dreimal 20 ml reduziert; nach 3 Monaten noch einmal auf täglich dreimal 10 ml.
März 2001	Die Untersuchungsergebnisse sind normal. Weiterhin täglich dreimal 10 ml EM-X.
August 2001	Ultraschalluntersuchung und Zellprobe zeigen einen wieder aufgeflammten Brustkrebs. Gewebeprobe, Beginn der Strahlentherapie. Erhöhung der Dosis von EM-X auf täglich dreimal 70 ml für einen Monat.
September 2001	Operative Entfernung vergrößerter Milchdrüsen, Neuaufnahme der Strahlentherapie. Anweisung, 500 ml EM-X auf mehrere Male verteilt einzunehmen.
Dezember 2001	Tumormarker normal. Keine Auffälligkeit des Lymphknotens. EM-X täglich dreimal 80 ml. Anweisung, später die Dosis auf dreimal 60 ml zu reduzieren.
April 2002	Keine Auffälligkeiten bei der Untersuchung auf Tumormarker. Fortgesetzte Einnahme von EM-X täglich dreimal 50 ml.

Nun liegt das Schicksal von Frau Yaguchi in der Hand ihrer Selbstheilungskräfte und der Menge der freien Radikale, aber wenn der Krebs wie in ihrem Fall bereits gestreut hat, ist es normal, dass die Therapie schwierig ist. Damit ich mich unmissverständlich ausdrücke: Es gehört zum Allgemeinwissen in der modernen Medizin, dass die Therapie von gestreutem Krebs schwierig ist. Trotzdem ist die Besserung bis zu diesem Punkt nicht allein den außerordentlichen, antioxidativen Kräften von EM-X zu verdanken, sondern man kann auch behaupten, dass die Hartnäckigkeit von Frau Yaguchi, die ohne aufzugeben immer weiter EM-X einnahm, einen großen Anteil daran hat.

Ob chirurgischer Eingriff, Chemotherapie oder Bestrahlung – die Schäden sind die gleichen

In letzter Zeit sind die kritischen Stimmen gegenüber chirurgischen Eingriffen sogar noch lauter geworden als diejenigen gegenüber der Chemotherapie. Seitdem Makoto Kondo in seinem Buch rät: „Kämpfe nicht gegen den Krebs", sind über das Für und Wider von Krebsoperationen viele Worte verloren worden. Ich bin der Meinung, Kondo Makoto hat zu 90 % recht. Operationen, Chemotherapie und Strahlenbehandlung werfen viele Probleme auf. In naher Zukunft wird die Gen-Therapie wohl eingeführt und viele weitere epochale Behandlungsmethoden das Licht der Welt erblicken, aber sie können noch lange nicht in die alltägliche Praxis integriert werden. Es ist nicht zu leugnen, dass man bei jeder der modernen Methoden an Grenzen stößt, auf welche man auch vertraut.

Welche Behandlungsmethoden gibt es zum Beispiel bei einem fortgeschrittenen Leberkrebs? Zuerst wird operiert, dann greift man zur Alkoholtherapie und zur Embolisierung. Wie bereits über diese Therapien berichtet, sind beide bis zu einem gewissen Grad wirksam, aber sie haben ihre Grenzen.

Dann bleiben noch die Chemo- und die Strahlentherapie. Bei Leberkrebs kann keine Rede von einer nennenswerten Wirkung der Chemotherapie sein. Solche Mittel werden normalerweise in der vagen Hoffnung „Vielleicht hilft es ja" verabreicht. Bei ihrem Einsatz treten jedoch Symptome wie Haarausfall oder Ergrauen ein. Der Allgemeinzustand des Patienten verschlechtert sich, der Appetit lässt nach, Kopfschmerzen stellen sich ein.

Allerdings kann man nicht behaupten, dass eine Chemotherapie ohne Resultate bliebe. Wie zuvor erwähnt, zeigen sie bei bestimmten Krebsformen durchaus eine positive Wirkung. Selbst bei Leberkrebs kann ein gewisser Erfolg erzielt werden. Gibt es keine anderen wirksamen Methoden, dann ist es meistens vernünftig, wenn der Arzt sich für die Chemotherapie entscheidet.

Um aber eine positive Wirkung zu erzielen, bedarf es einer sich über Monate hinziehenden Einnahme. Dabei kommt es zu einem Kampf, in dem entweder die Krebszellen oder der Körper – durch die Nebenwirkungen – getötet wird. In dieser Situation haben wir durch die Zugabe eines starken Antioxidans wie EM-X einen starken Verbündeten. Es besteht daher kein Zweifel an der Notwendigkeit, zusammen mit einem Krebspräparat EM-X einzunehmen.

Daneben gibt es noch die Strahlentherapie, die ebenfalls gute Erfolge im Abtöten der Krebszellen aufzuweisen hat. Leider werden dabei jedoch auch gesunde Zellen vernichtet. Diese Methode ist daher ein zweischneidiges Schwert im wahrsten Sinne des Wortes. Ich möchte Ihnen erklären, warum die Strahlentherapie so gefährlich ist: Letztendlich ist sie deshalb schlecht, weil sie das Wasser in den menschlichen Zellen zersetzt und so freie Radikale entstehen lässt. Wasser besteht aus Wasserstoff und Sauerstoff. Der Wassergehalt eines Erwachsenen beträgt 65 %. Wird nun dieses körpereigene Wasser (Zellwasser) bestrahlt, spaltet es sich auf und setzt freie Radikale in großen Mengen frei. Wenn man in diesem Zusammenhang von Strahlenschäden spricht, sind es nicht die Strahlen an sich, sondern die durch die Aufspaltung des Wassers entstehenden freien Radikale.

Ähnliches geschieht beim Auftreffen der ultravioletten Strahlen des Sonnenlichts auf die Haut. Ist die Haut über einen längeren Zeitraum hinweg ultravioletten Strahlen ausgesetzt, zersetzt sich das Zellwasser durch die über die Haut eindringenden ultravioletten Strahlen. Da in den letzten Jahren die Ozonschicht unserer Erde, welche die ultraviolette Strahlung mildert, zerstört wurde, hat auch die Menge der auf der Erde ankommenden Strahlung zugenommen, so dass die Gefährlichkeit der Sonnenstrahlen im Vergleich zu früher zugenommen hat.

Im Sommer lassen sich die jungen Menschen gerne am Strand von der Sonne den Rücken bräunen, aber das ist inzwischen ziemlich gefährlich geworden. Ob nun Hautflecken und Falten entstehen oder gar Hautkrebs, ist egal; jedenfalls zersetzen die ultravioletten Strahlen das Zellwasser und setzen dadurch großen Mengen an freien Radikalen frei. Wer sich gerne von ultraviolettem Licht bestrahlen lässt, fördert letztendlich frühzeitige Alterung der Haut und die Entstehung von Krebs.

Da in den letzten Jahren die Schäden durch ultraviolette Strahlen bekannt geworden sind, greifen immer mehr Staaten zu Gegenmaßnahmen. In Australien findet man an der Küste hier und dort Schilder mit der Aufschrift: „Die Sonne ist nicht dein Freund". Grundschüler sollen auf der Fahrt zur Schule Sonnenbrillen tragen und werden angewiesen, „sich nicht länger als 30 Minuten in der Sonne aufzuhalten".

Da in der Strahlentherapie der Patient diesen für den Menschen gefährlichen Strahlen künstlich ausgesetzt wird, aber auch wenn der Krebs
attackiert wird, ist eine Schwächung des Körpers unvermeidlich. Eine
Theorie besagt sogar, dass diese Therapie den Patienten auf einen Schlag
um fünf bis zehn Jahre altern lässt.

Wie man es auch betrachten will, jedwede Therapie des Leberkrebses
steckt voller Gefahren. Aber wenn man diese Gefahren einmal vergleicht,
entstehen sowohl durch einen chirurgischen Eingriff als auch durch die
Chemotherapie mit Krebsmedikamenten oder durch Bestrahlung die
Schäden letzten Endes durch freie Radikale. Hier kann als stärkstes Antioxidans EM-X gegen die freien Radikale eingesetzt werden.

Rätselhafter Krebs – was soll man tun?

In jüngster Zeit sind immer mehr Menschen unter Abwägung der Wirkungen und Gefahren der Chemotherapie und Bestrahlung zu dem Schluss
gekommen, diese Verfahren zu meiden. Wenn ihnen dann eine Operation
angeboten wird, fragen sie verunsichert: „Was passiert denn da?"

Insbesondere bei einem noch kleinen Tumor im frühen Stadium wird
gesagt: „Wenn wir den ganz herausschneiden, dann ist eine vollständige
Heilung möglich." In der Tat wird in dieser frühen Phase Krebs vielfach
durch Entfernen geheilt. Jedoch zu dem frühen Zeitpunkt, „wenn es lediglich *vielleicht* Krebs ist", sollte, seit es EM-X gibt, mit der Entscheidung zur Operation noch gewartet werden.

Es gibt so viele Arten von Krebs, die sich in ihrem Charakter und den
jeweiligen Behandlungsmethoden unterscheiden. Meines Erachtens kann
ein Nichtmediziner den Krebs in seiner Gesamtheit nicht überblicken.
Ich möchte hier ganz besonders ins Bewusstsein rufen, dass 90 % aller
Krebsarten Karzinome (Geschwülste, die aus entarteten Epithelzellen,
den Deckzellen der Haut, der Schleimhäute sowie Drüsenzellen entstehen) sind.

Es kann sein, dass ein Karzinom im Stadium des „vielleicht Krebs",
also im Vorkrebsstadium entdeckt wird. Vielleicht rät Ihnen ein Arzt zu
einem solchen Zeitpunkt zur Operation. Meiner Meinung nach ist es
jedoch besser, nicht zu operieren.

Der Krebs ist eine Art von Tumor (Geschwulst). Es gibt gutartige und bösartige Geschwülste, zu Letzteren gehört der Krebs. Diese bösartigen Geschwülste sind medizinisch grob in Karzinome und Nichtkarzinome einzuordnen.

Beim menschlichen Körper unterscheidet man die Haut und die Schleimhäute, welche die Oberfläche der Verdauungsorgane, Atmungsorgane usw. bilden, sowie anderes Gewebe. Die in der Haut, den Schleimhäuten sowie Drüsenzellen entstehenden Krebsarten bezeichnet man als Karzinome. Die in anderem Gewebe entstehenden Krebsarten werden als Sarkome bezeichnet. (Außerdem gibt es noch Blutkrebs, wie z. B. Leukämie.) Die Krebsarten der Haut und Schleimhäute gelten als leichter therapierbar, im Gegensatz zu den Sarkomen, die keine Oberhautstruktur aufweisen.

In diesem Buch ist eine streng medizinische Unterteilung der Krebsarten nicht notwendig, so dass ich alle bösartigen Geschwülste als Krebs bezeichne, und davon sind über 90 % Karzinome: Krebs der Verdauungsorgane, Lungenkrebs, Gebärmutterkrebs, Eierstockkrebs. Kennzeichen eines Karzinoms ist, dass es zunächst in einer Krebsvorstufe auftritt. Das ist zwar noch kein Krebs, aber man kann auf dieser Stufe bereits prognostizieren, dass es wahrscheinlich zu Krebs kommen wird. Eine Gewebeprobe unter dem Mikroskop macht das deutlich.

CT-Scanning und Röntgenstrahlen erfassen diese Stufe noch nicht. Beim Gesundheitscheck ist davon noch nicht die Rede. Erst wenn es dem Patienten schlecht geht und er zur stationären Untersuchung ins Krankenhaus kommt, wird die Krebsvorstufe entdeckt. Dann heißt es nach der mikroskopischen Untersuchung der Zellproben: „Hier stimmt etwas nicht." Die Physiognomie der Zelle zeigt an, dass sie nun krebsartig wird. Ihre Merkmale können als eine Zwischenstufe zwischen krebsartigen und normalen Zellen angesehen werden.

In der gegenwärtigen Krebschirurgie wird nach Entdeckung der Vorstufe oft nach dem Motto „Entdecken und wegnehmen" gehandelt. Nehmen wir z. B. Polypen. Das sind Geschwülste, die – ganz anders als bei der Krebsvorstufe – aus ganz normalen Zellen bestehen. Sicher gibt es darunter auch welche, die zukünftig Krebscharakter annehmen. Aber es besteht kein Grund zur Annahme, dass alle Polypen sich zu Krebs entwickeln müssen. Dennoch dominiert die Tendenz zum operativen Eingriff. Gegenüber Krebsverdacht ist die gängige Haltung: „Im Zweifel gegen den Angeklagten." Je früher ein Krebs entdeckt wird, desto leichter ist er zu heilen. Die Wahrscheinlichkeit ist hoch, dass sich in zwei, drei Jahren aus dem Vorkrebsstadium ein Krebs im Frühstadium entwickelt.

Ich meine jedoch, es ist allemal besser, im Vorkrebsstadium noch nicht zu operieren, denn wir haben heute EM-X zur Verfügung. Es ist bei weitem vernünftiger, erst EM-X einzunehmen und den Werdegang zu beobachten, als gleich eine Operation durchzuführen.

Vom Vorkrebsstadium bis zum Frühstadium liegt ein Zeitraum von zwei, drei Jahren. Es ist vorstellbar, dass die kontinuierliche Einnahme von EM-X während dieser Zeit die Geschwulst verschwinden lässt. Man kann ja erneut über die Therapie nachdenken, wenn das nicht hilft. Anders als in der Zeit vor EM-X kann man nämlich „im Zweifel für den Angeklagten" sein.

Krebs ist eine Krankheit, die sich durch eine Operation oft verschlimmert. Eine Operation schwächt die Körperkräfte sehr. Erfolgreich oder nicht, ein Eingriff setzt in großem Maße freie Radikale frei. Selbst bei vollständiger Entfernung des Krebses bleibt der Patient in der Regel erschöpft zurück.

Man sollte heilen, ohne am Körper Eingriffe vorzunehmen. Bisher war das kaum möglich, jedoch können wir heute mit EM-X die körpereigenen Antioxidationskräfte immens stärken, so dass eine Heilung ohne Operation möglich wird. Mit einer Steigerung der Antioxidationskräfte wachsen die Selbstheilungs- einschließlich der Immunkräfte.

Es gibt nichts Besseres, als den Krebs durch gut funktionierende Selbstheilungskräfte zu vernichten. Es gibt viele Beispiele von gesunden Menschen, die Krebs bekommen, der aber durch die Selbstheilungskräfte besiegt wurde.

Wenn man aber behauptet, dass Krebs durch Selbstheilungskräfte besiegt wird, so bleibt doch ein Gefühl der Unglaubwürdigkeit, da es keine Anhaltspunkte dafür gibt. Solchen Menschen möchte ich Folgendes sagen: Es gibt Interferon und seit kurzem auch noch das im Rampenlicht stehende Interleukin 12.

Beide haben aber den Nachteil, schwere Nebenwirkungen zu zeitigen. Doch unser Körper besitzt ja die Fähigkeit, Interferon und Interleukin 12 selbst zu produzieren, und zwar ohne jegliche Nebenwirkungen! Man sollte sich klarmachen, dass diese körpereigenen wirkungsvollen Stoffe als Selbstheilungskräfte wirken.

Die Haltung der modernen Medizin gegenüber Krebs lässt sich in dem Satz zusammenfassen: „Was operiert werden kann, soll operiert werden. Nicht zu operieren wird auf die Fälle beschränkt, wo es zwecklos ist." Ich meine, wir sollten dahin kommen, eine Heilung von Krebs möglichst ohne Operation zu versuchen. Im Vorkrebsstadium ist es meines Erachtens das Beste, etwa ein Jahr lang EM-X zu nehmen und den Tumor zu beobachten.

Auch in der Krebstherapie bringt positives Denken gute Resultate

Noch etwas spielt bei den Maßnahmen gegenüber Krebs eine große Rolle, nämlich der psychische Faktor. Macht man sich auch noch Sorgen, wenn man Krebs bekommen hat, wird alles nur noch schlimmer. Umgekehrt steigert freundliche Gelassenheit die Zahl der NK-Zellen (natürliche Killerzellen), die wiederum die Krebszellen angreifen.

Stress lockt das Hormon Kortisol, das die NK-Zellen abtötet. Entspannt man sich und lächelt, werden die NK-Zellen aktiviert. Schon Lachen allein steigert die Abwehrkräfte.

Jeder empfindet bei dem Wort Krebs Stress. Selbst wenn einem gesagt wird, er solle sich nicht stressen, ist das aber gar nicht so einfach. Da braucht man schon etwas Unterstützung. Eine dieser unterstützenden Konzepte ist die „lebensbejahende Behandlung". Sie stammt von Dr. Jinro Itami im Shibata-Krankenhaus in Kurashiki.

Dr. Jinro Itami schickte Krebspatienten zusammen mit Krankenschwestern und Ärzten nach Europa, um den Mont Blanc, den höchsten Berg des Kontinents, zu bezwingen. Dann vertieften sie den Austausch mit ausländischen Krebspatienten, um sich neue Lebensperspektiven zu erarbeiten und diese zu realisieren. Das brachte hervorragende Erfolge. Jeder kann nachmachen, was Dr. Itami durchgeführt hat, nämlich „Heilung durch Lachen": Er ließ Krebspatienten traditionelle japanische Komödianten hören. Schon zwei Stunden später stellte man bei allen eine Vitalisierung der NK-Zellen fest. Selbst wenn sie nicht den Mont Blanc besteigen konnten, lachen konnten sie wenigstens gleich.

In China gilt von alters her der Spruch: „Wer lacht, bleibt jung, wer verbittert ist, wird alt." Das bedeutet, ein Lächeln macht einen wieder jung, ein böses Wort kostet ein Jahr Leben.

Lachen und Freude lockt das Hormon Endorphin. Es stärkt die Widerstandskraft und die Immunität gegenüber Krebs. Trauer und Wut dagegen lassen durch die Noradrenalin und Adrenalin genannten Neurotransmitter freie Radikale entstehen, die wiederum mit Gesundheitsschäden in Zusammenhang zu bringen sind.

Also ist die beste Vorsorge gegenüber Krebs ein offenes Wesen, das Lachen nicht zu vergessen und gegenüber dem, was auf einen zukommt, optimistisch eingestellt zu sein. Das ist der beste Weg, die Gesundheit zu bewahren und ein hohes Alter zu erreichen.

„Seien Sie nicht vom Gedanken an Krebs besessen, denken Sie positiv an die Zukunft!" Das sind die Kernpunkte von Dr. Itamis lebensbejahenden Heilverfahren. Ganz Ähnliches ist auch mit EM-X zu erreichen.

Nehmen wir an, EM-X hat bei jemandem eine hervorragende Wirkung gezeigt. Dann möchte er natürlich seinen Bekannten auch EM-X empfehlen. Wer auf diese Weise EM-X kennen lernt und es dann einnimmt, wird besonders schnelle Wirkungen erzielen. Bei vielen verschiedenen Krankheiten lassen sich dann leicht gute Resultate erzielen.

Warum ist das so? Weil es bereits erfolgreiche Beispiele gibt, die dann Vertrauen und Erwartung in EM-X erzeugen. Das Herz beginnt eine positive Einstellung bezüglich der Effektivität von EM-X zu erwerben; je mehr der Patient EM-X gegenüber offen ist, desto leichter zeigt sich die positive Wirkung.

Hegt man jedoch Zweifel an EM-X oder hält es für unglaubwürdig, schmälert das die Wirkung. Das entspricht der Logik des uralten Grundsatzes „Die Krankheit entsteht im Geist". Es gibt Patienten, die EM-X einnehmen, aber sagen: „Es wirkt nicht."

Die Wirkung von EM-X drückt sich je nach Krankheitssituation und körperlicher Verfassung des Einzelnen anders aus. Bei dem einen zeigt sie sich schon nach einer Woche, andere können es drei oder fünf Monate nehmen, ohne dass sich etwas ändert. Selbst wenn der Einzelne nicht das Gefühl hat, bei ihm habe EM-X etwas bewirkt, so hat er doch seinem Körper ein hochwirksames Antioxidans gegeben, das mit Sicherheit irgendwann gute Erfolge bringen wird.

59

Bei solchen positiv denkenden Menschen ist irgendwann eine offensichtliche Wirkung feststellbar. Aber es gibt leider auch Menschen, die, bis es so weit ist, bereits unter dem Vorwand „Es wirkt nicht!" aufgeben. Man kann EM-X niemandem aufzwingen. Denjenigen, die „Ich höre auf!" sagen, kann man nur bedauernd „Ach ja?" antworten.

EM-X wird zur mächtigsten Waffe der Präventivmedizin

Krebs ist eine Erkrankung des gesamten Körpers; er kann die verschiedensten Teile befallen. Die Ursache für eine Krebserkrankung liegt im Körper und Leber- oder Lungenkrebs ist nur das Ergebnis.

Die moderne Medizin ist jedoch „Organmedizin" und teilt den Körper zur Untersuchung minutiös auf. Hat man Herzprobleme, so ist man herzkrank, hat man Magenbeschwerden, so ist man magenkrank etc. Diese Medizin ist bestrebt, auf den begrenzten, erkrankten Teil unmittelbar einzuwirken. Daher sind in der modernen Krebstherapie Techniken entwickelt worden, die unmittelbar auf den vom Krebs befallenen Teil einwirken. Nicht selten kommt es da zu einer partiellen Heilung, aber der Patient als ganzer erholt sich nicht. Das heißt, vor lauter Konzentration auf das Einzelorgan wird kaum Heilung bewirkt, eher wird der Schaden noch größer.

Im Blick auf eine solche Schädigung sagen die an der Spitze des jeweiligen Forschungsgebietes stehenden Spezialisten: „Wir haben das Gesamtbild übersehen." Man ist also dabei, die ganzheitliche Medizin mit neuen Augen zu betrachten.

So gibt es inzwischen schrittweise Veränderungen in der Krebsbehandlung. Zunehmend setzt sich die Meinung durch, dass neben den Verfahren der modernen Medizin alle anderen Behandlungsmethoden egal welcher Herkunft, die zur Heilung von Krebs beitragen können, genutzt werden sollten.

In diesem Zusammenhang ist zu bemerken, dass EM-X nicht nur bei jedem spezifischen Organ und jedem spezifischen Symptom seine hervorragende Wirkung entfaltet, sondern gleichzeitig die Lebenskraft des ganzen Organismus steigert und dadurch für die ganzheitliche Medizin geradezu wie geschaffen ist.

Bisher verlassen sich viele Menschen im Kampf gegen den Krebs zunächst auf die moderne Medizin. Erst wenn alles probiert wurde und doch nicht hilft, wird auf Verfahren außerhalb dieses Kanons zurückgegriffen. Dies weiß ich, weil die Patienten, die in mein Krankenhaus kommen, fast alle Krebs im Endstadium haben. Anderswo würde für sie keine Hand mehr gerührt. Selbst wenn man solchen Menschen noch EM-X gibt, haben wir – wie bereits geschildert – noch bemerkenswerte Resultate erreicht.

Wahrscheinlich könnte man die Heilungsrate von Krebs erheblich steigern, wenn gleich nach dem Krebsbefund mit der Einnahme von EM-X begonnen würde. Zumindest könnte die Zahl derer verringert werden, die an den starken Nebenwirkungen der Chemotherapie leiden. Das würde ich mir sehr wünschen.

Krebs ist eine Krankheit, die 20–30 Jahre bis zum Ausbruch braucht. Jeder ernährt von Jugend an in seinem Körper Krebs. Würde nun jeder so lange er noch gesund ist, EM-X in noch so kleinen Mengen einnehmen, könnte die durch Alter und Lebensstil geminderte Antioxidationskraft des Körpers gestützt werden und die Krebswahrscheinlichkeit würde drastisch sinken.

Glücklicherweise ist EM-X keine Arznei, es ist leicht zu bekommen. Für ein Erfrischungsgetränk ist es vielleicht etwas teuer, aber da man für die Erhaltung der Gesundheit nur geringe Mengen braucht, fällt die finanzielle Belastung kaum ins Gewicht.

Menschen, die die ungewöhnliche Wirkkraft von EM-X bereits kennen und es ihrer Gesundheit zuliebe regelmäßig trinken, können, ohne sich bewusst zu sein, Krebs oder eine andere Krankheit in sich zu tragen, davon geheilt zu werden. Es liegt auf der Hand, dass die Quintessenz der Medizin die Vorbeugung ist. Mit EM-X hat die Menschheit zum ersten Mal eine starke Waffe für die Präventivmedizin in der Hand.

---

1 Es gibt ein EM-Salz aus Japan, das in Europa ziemlich teuer ist, knapp 50 Euro für 250 g. Das in Deutschland mit dem Know-How von Prof. Higa hergestellte EMIKO-Salz ist ebenso wirksam, allerdings erheblich günstiger (ca. 12 Euro für 250 g) und äußerst schmackhaft.

2 Für Infusionen wurde damals ein spezielles EM-X hergestellt, das aber außerhalb Japans nicht zur Anwendung kam. Über eine solche Anwendung mit EM-X Gold gibt es gegenwärtig keine Informationen.

Kapitel 2

Warum EM-X wirkt

Warum heilt ein Erfrischungsgetränk schwere Krankheiten?

Im ersten Kapitel habe ich anhand von klinischen Fällen dargelegt, wie EM-X insbesondere bei Krebs wirksam ist. In diesem Kapitel wende ich mich nun der Frage zu, warum EM-X, obwohl kein Medikament, solche Wirkungen hervorrufen kann, und werde dazu die bisher bekannten Fakten darstellen. Allerdings gibt es bedauerlicherweise noch keine zusammenfassenden medizinischen Studien in Japan.

Der Vortrag von Dr. Mamdooh Ghoneum von der Drew University of Medicine & Science in Los Angeles, Kalifornien, gehalten auf der im Februar 1995 auf Hawaii veranstalteten „dritten gemeinsamen Konferenz der Amerikanisch-Japanischen Gesellschaft für Krebsforschung", ist die erste Veröffentlichung dieser Art.

Er und der Entdecker von EM-X, Prof. Teruo Higa von der Ryukyu-Universität, präsentierten die Ergebnisse ihrer gemeinsamen Forschung. Als Schlussfolgerung liest man dort: „EM-X ist als ein neues immunologisches Medikament ohne Nebenwirkungen einzustufen." Wenn man von Krebs befallene menschliche Zellen nach der Gabe von EM-X beobachtet, „erhöhte sich die Sensibilität der NK-Zellen, welche die Krebszellen abtöten".

Seitdem wurde weiter geforscht. Bis heute ist erwiesen, dass EM-X signifikant die Aktivität der NK-Zellen, B-Zellen, T-Zellen und der Zellen des Immunsystems, ferner die Aktivität der Makrophagen (große Fresszellen) erhöht. „Es ist zu erkennen, dass EM-X auf jede Krankheit eine bessernde Wirkung ausübt."

Wir haben EM-X klinisch angewandt und die konkrete Erfahrung gemacht, dass EM-X bei allen Formen von Krebs, Diabetes, Herzkrankheiten, Nierenerkrankungen, Bluthochdruck, Alzheimer, chronischem Rheuma, atopischer Dermatitis, Asthma etc., also bei einer großen Bandbreite von Erkrankungen, positive Wirkungen erzielt.

Aber EM-X ist im Grunde genommen nicht mehr als ein einfaches Erfrischungsgetränk. Es ist weder als Medikament anerkannt, noch sind seine Bestandteile und seine Wirkweise von der gängigen Lehrmeinung der modernen Medizin anerkannt. Ich selbst kann zwar darüber theoretische Vermutungen anstellen, besitze aber keine Daten als Belege, um Spezialisten in einer wissenschaftlichen Diskussion zu überzeugen.

Die Theorie hat in der klinischen Praxis zweifellos ihren Platz, Vorrang hat jedoch die Heilung des Patienten. Zur Besserung von Krankheiten gibt es aber kein anderes Mittel mit einer solchen Wirksamkeit. Deshalb erzähle ich den Patienten mit Krebs und anderen schweren Erkrankungen von EM-X und schlage ihnen nur vor, es zu benutzen.

Aber, auf welche Weise wirkt es und warum führt es bei einer solchen Bandbreite von Krankheiten zur Besserung? Ich berufe mich auf meine bisherige klinische Erfahrung und wo ich es nicht genau weiß, werde ich Vermutungen anstellen. Zunächst möchte ich aber Sie, verehrter Leser, bitten, nicht zu vergessen, dass EM-X eine Substanz mit überragenden Antioxidationskräften ist, nicht mehr und nicht weniger als das.

Eine medikamentöse Wirkung von EM-X ist als solche nicht verifiziert. Zwar wurde in dem bereits erwähnten Forschungsbericht von Dr. Ghoneum die Aktivierung von Immunzellen als Tatsache anerkannt, nur ist bisher noch nicht ganz klar, welche Bestandteile in EM-X dafür verantwortlich sind.

Trotzdem wirkt EM-X bei Krankheiten, die als schwerste Erkrankungen eingestuft werden und deren vollständige Heilung schwierig ist. Wenn auch gesunde Menschen EM-X einnehmen, zeigt es gesundheitsfördernde und regenerative Wirkungen. In diesem Sinne ist EM-X eine äußerst ungewöhnliche Substanz.

Natürlich gibt es auch Stimmen, die auf den Placebo-Effekt verweisen wollen. „Wenn man nur daran glaubt, könnte auch Weizennudelmehl eine medizinische Wirkung haben" – das ist der Placebo-Effekt. Prof. Higa, der Entdecker von EM-X, schließt diesen Effekt allerdings völlig aus, und ich stimme ihm voll zu. Der Placebo-Effekt setzt ja ein bestimmtes Vorverständnis voraus, das es in dieser Form nur beim Menschen gibt. Daher kann es diesen Effekt nur bei Menschen geben, nicht aber bei Tieren. Mit anderen Worten: Menschen kann man wirkungslose Medikamente geben, Tieren aber nicht.

EM-X zeigte mir zunächst aber seine markante Wirkung bei Tieren, wie z.B. Rindern, Hunden, Schweinen und Hühnern. Dann offenbarte es eine ähnliche Wirkung auch beim Menschen. Also kann man hier nicht von einer Placebo-Wirkung sprechen. Mir scheint, als ob die Wirksamkeit von EM-X beim Kampf gegen so viele Krankheiten in einem breiten Wirkungsfeld einen Hinweis darauf gibt, dass diese alle nur eine gemein-

same Grundursache haben, und es letztes Endes auch nur eine Behand-
lungs- und Präventivmethode braucht.

Was ist diese eine Krankheitsursache? Es sind die freien Radikale. Che-
misch gesehen werden alle Krankheiten durch eine durch die freien Radikale verursachte Oxidationsreaktion hervorgerufen. Demzufolge sollte
es durch die Einnahme einer ausreichenden Menge an Antioxidantien
möglich sein, diese Oxidation zu verhindern bzw. deren Einfluss zu mindern, um eine Besserung bei allen möglichen Krankheiten zu erreichen
sowie um Jugendlichkeit und Gesundheit zu bewahren. Und nach heu-
tigem Wissen ist EM-X das stärkste bekannte Antioxidans.

Ein Antioxidans, das mit schädlichem Cholesterin und den freien Radikalen fertig wird

Die freien Radikale können also als Verursacher aller Krankheiten bezeichnet werden. Was ist denn nun ihr wahrer Charakter? Lassen Sie mich
auf diese Frage ausführlich eingehen.

Wir Menschen leben davon, dass wir Sauerstoff einatmen. Der so dem
Körper zugeführte Sauerstoff wird von den roten Blutkörperchen in alle
Teile des Körpers transportiert. Nährstoffe, die wir mit unserer Nahrung
aufnehmen, erzeugen mit dem Sauerstoff durch eine chemische Reaktion
Energie. Dabei entstehen auch freie Radikale. Ihr Anteil beträgt ungefähr
2 % des Sauerstoffs im Körper.

Wenn Sauerstoff an sich gut ist, warum sollen dann freie Radikale
schlecht sein? Das liegt daran, dass sie die starke Fähigkeit haben, Stoffe
zu oxidieren. Diese Fähigkeit hilft den weißen Blutkörperchen, in den
Körper eingedrungene Krankheitserreger einzufangen und abzutöten.
In dieser Hinsicht sind freie Radikale „guter Helfer". Das wird auch
genutzt, um im Krankheitsfall nach Einnahme von Medikamenten ab-
sichtlich freie Radikale entstehen zu lassen.

Hämatrofin z. B. ist eine fluoreszierende Substanz, die sich in Krebszellen anreichert. Wenn der Patient diese Substanz einnimmt, setzt sie
Fluoreszenz in den Krebszellen frei, wodurch diese bestens zu identifi-
zieren sind. Insbesondere bei Muttermundkrebs wird diese Substanz eingesetzt. Sie sammelt sich am Muttermund, und wenn nun Laserstrahlen

65

darauf treffen, entstehen freie Radikale, welche die Krebszellen dort abtöten. In diesem Falle sind die freien Radikale nützlich. In vielen anderen Fällen werden sie jedoch „böse" und schädigen den Körper.

Und wo werden die freien Radikale im Körper erzeugt? Im Innern der Zellen!

Die Energieproduktionsstätten in den Zellen bezeichnet man als Mitochondrien. Hier reagieren die Nährstoffe mit dem Sauerstoff und es wird ständig Energie freigesetzt. Wie funktioniert das? Dafür wird Traubenzucker gebraucht. Dieser wird in Adenosintriphosphat (ATP) umgewandelt und dieser dann in Energie. Wir Menschen brauchen Energie, so lange wir leben. Deshalb produzieren wir fortwährend Energie in den Mitochondrien, gleichzeitig aber auch freie Radikale. Diese in den Mitochondrien erzeugten freien Radikale haben eine so starke Oxidationskraft, dass sie die Gene im Inneren der Zelle verletzen und zum Auslöser von Krebs und vielen anderen Krankheiten werden können. Freie Radikale verbinden sich mit ungesättigten Fettsäuren und es entstehen Lipidperoxide. Es ist bekannt, dass dieser Stoff Alterungsprozesse, Schlaganfälle, Herzkrankheiten und andere Zivilisationskrankheiten fördert.

Eine solche negative Wirkung der freien Radikale steht außer Zweifel. Aber der Körper ist nicht wehrlos. Natürlich besitzt er Verteidigungsmechanismen, um sich vor den durch die freie Radikale verursachte Schäden zu schützen. Mit Hilfe des bereits erwähnten SOD und weiterer körpereigener Radikalfänger schützt sich der Mensch vor den Schäden durch freie Radikale.

Diese Radikalfänger werden auch Antioxidantien genannt. Bei der Entstehung von großen Mengen an freien Radikalen genügt die körpereigene Menge an Antioxidantien nicht mehr. Für diesen Fall führen wir dem Körper von außen viele verschiedene Antioxidantien als Nahrungsergänzungsmittel zu. Beispiele hierfür sind Vitamin C, Vitamin E, Beta-Karotin, Flavonoide und Polyphenol. Bei der Zuführung von außen kann die Aufnahme problematisch sein. Substanzen mit hohem Molekulargewicht können vom Darm nicht vollständig verarbeitet werden und Stoffe mit einem Molekulargewicht von über 5000 kann der menschliche Körper überhaupt nicht aufnehmen.

Die Flavonide zum Beispiel, die in letzter Zeit in aller Munde sind, sind eine Art von Farbstoff, der in Pflanzenblättern enthalten ist. Davon sind etwa 3000 bekannt. Aber da sie in einer Eiweißverbindung stecken, beträgt ihr Molekulargewicht 20.000, so dass sie nicht vom Körper aufgenommen werden können.

Das Molekulargewicht des in Kürbis, Möhren und Seegras enthaltenen Beta-Karotins liegt ebenfalls über 5000, kann also nur bis zu einem gewissen Grad aufgenommen werden. Das in Tee und Sesam enthaltene Polyphenol besitzt auch überragende Antioxidationskräfte, aber auch hier sind der Absorption Grenzen gesetzt.

Das bedeutet, die in den Nahrungsmitteln enthaltene Menge an Antioxidantien könnte zwar in den Speisen vorhanden sein, wird aber nicht vollständig vom Körper aufgenommen. Ohne zu übertreiben kann behauptet werden, dass die Aufnahme einer zigfachen Menge an Antioxidantien derzeit nur mit EM-X möglich ist.

Wenn also im menschlichen Körper permanent freie Radikale entstehen, muss die Antioxidationskraft ein Niveau haben, das die freien Radikale unter Kontrolle hält, so dass sie keinen Schaden anrichten und die Gesundheit erhalten bleibt. Das Verhältnis zwischen der Menge an freien Radikalen und Antioxidantien bestimmt also, ob sich Krankheit oder Gesundheit einstellt.

Warum hat EM-X eine solch fulminante Antioxidationswirkung?

Nehmen wir einmal an, hier wären Krebs- und Diabeteskranke. Laut der eben aufgestellten Hypothese hat bei diesen Menschen über einen bestimmten Zeitraum hinweg die Menge der im Körper entstandenen freien Radikale die Menge der Antioxidantien überstiegen. Wo ist der Grund hierfür zu suchen?

Freie Radikale entstehen bei der Energieproduktion, aber daneben gibt es noch viele weitere Ursachen. Die dramatischste Ursache ist die zuvor bereits erwähnte radioaktive Strahlung. Wird man radioaktiver Strahlung ausgesetzt, zersetzt sich das Zellwasser und es entstehen freie Radikale in großen Mengen.

Ultraviolettes Licht kann das gleiche Phänomen, jedoch nicht im gleichen Umfang hervorrufen. Darüber hinaus stimulieren Tabak und Alkohol das Entstehen freier Radikale. Wenn übermäßiges Trinken und

Rauchen Zivilisationskrankheiten auslösen, liegt das letztlich an den freien Radikalen. Das gleiche gilt für die chemischen Zusätze in Lebensmitteln und für Medikamente. Daneben erzeugt auch Stress freie Radikale.

Die Menge der entstehenden freien Radikale hängt von ihrer Entstehungsursache, dem persönlichen Umfeld, den Umständen und der Denkweise ab. Es gibt starke Trinker, die trotzdem gesund bleiben. Andere bekommen Lungenkrebs, obwohl sie niemals auch nur eine Zigarette geraucht haben. Der Unterschied liegt im unterschiedlichen Lebensstil, einschließlich der Lebenseinstellung. Das Problem zeigt sich nach Ausbruch einer Krankheit – wenn in großen Mengen freie Radikale entstanden sind – und eine entsprechende Menge von Antioxidantien aufzunehmen ist. Was dabei besondere Aufmerksamkeit verlangt, ist die Tatsache, dass besonders bei Menschen, die nicht einmal einen krank machenden Lebensstil führen, wenn sie schwere, kaum vollständig zu heilende Zivilisationskrankheiten wie Krebs bekommen, der Grund dafür in der verminderten Menge an körpereigenen Antioxidantien wie SOD etc. liegen könnte. Da die körpereigene Produktion von SOD und anderen Antioxidantien mit dem Erreichen des 40. Lebensjahres kontinuierlich abnimmt, müssen sie notwendigerweise von außen ergänzt werden. Dazu fördert jede Krankheit zusätzlich das Entstehen von freien Radikalen. Insbesondere bei Krebs werden aggressive freie Radikale erzeugt. Deshalb müssen Antioxidantien in großen Mengen eingenommen werden, und hier kommt nun EM-X ins Spiel.

Was passiert im Körper bei der Einnahme von EM-X? Genaues wissen wir bisher nicht darüber, aber laut dem bereits erwähnten Forschungsergebnis von Dr. Ghoneum werden die Immunzellen aktiviert. Von daher lautet mein Analogieschluss, dass EM-X mit starken Schwingungen ausgestattet ist, die zur Wiederbelebung der Körperkräfte führen, und diese Schwingungen vielleicht die im Körper entstandenen freien Radikale auslöschen.

Die Antioxidationskraft verhindert die Oxidation von Substanzen. Und wie kommt es dann, dass EM-X gerade diese Fähigkeit hat? Dazu muss man wissen, was die Effektiven Mikroorganismen (EM) sind, aus denen EM-X gewonnen wird. Ich bin darauf bereits im Prolog kurz eingegangen: Es sind für den Menschen nützliche regenerative Mikroorganismen, die „das Leben wieder aufblühen lassen". Konkret sind es

Photosynthesebakterien, Milchsäurebakterien und Hefepilze – alle für den Menschen nützlich und unbedenklich –, die miteinander in einem Flüssigkeitsgemisch (EM1) leben. EM verhilft Pflanzen zu schnellem Wachstum, fermentiert zu Fäulnis neigenden Biomüll und reinigt verschmutztes Wasser.

Wer EM nicht gut kennt, kann sich kaum vorstellen, dass es so etwas gibt. EM wird außer in Japan in vielen Ländern bereits in der Praxis angewendet und hat sich außergewöhnlich gut bewährt.

Mit dem Auftauchen von EM müssen die Lehrbücher der Mikrobiologie neu geschrieben werden. Gerade weil es so revolutionär ist, wird ihm die Anerkennung durch konservative Kreise wie der japanischen Biologie bis heute verweigert. Auch wurde leider die Erfahrung gemacht, dass der Verbreitung einer Landwirtschaft ohne Agrarpestizide und Kunstdünger Hindernisse entgegengesetzt werden.

Nichtsdestotrotz hat die Wiederverwendung von mit Hilfe von EM fermentierten Bioabfällen als Dünger eine neue Bürgerbewegung hervorgebracht. Auch ich habe das System in meiner Funktion als Bürgermeister von Wako eingeführt.

Für Prof. Higa, den Entdecker von EM, liegt der Schlüssel zu diesen verschiedenen Anwendungsmöglichkeiten in der Antioxidation. Im Folgenden werde ich Prof. Higas Theorie der Antioxidantien kurz zusammengefasst darstellen. Damit wird auch leichter verständlich, dass EM-X seine Antioxidationskraft von den Effektiven Mikroorganismen bezieht.

EM-X ist ein Konzentrat aus den positiven Wirkungen von EM

Warum entstehen aus Sojabohnen Miso und Soja-Sauce, ohne dass sie faulen? Weil Antifäulniskräfte, wirksame Antioxidantien, am Werk sind. Führt man den Sojabohnen aber Mikroorganismen zu, die stark oxidierend wirken, entwickelt sich Fäulnis und übler Geruch; letztendlich bilden sich sogar hochgradig giftige Substanzen.

Je nach eingesetzten Mikroorganismen produziert die Sojabohne Aminosäuren, die einem Medikament ebenbürtig sind. Miso wirkt beispielsweise bei Brandwunden. Es ist auch bekannt, dass es die negativen Effekte der Radioaktivität ziemlich stark abmildert. Beides ist auf die Wirkung

69

der Antioxidation zurückzuführen. Miso lässt nichts verfaulen, weil effektive Mikroorganismen Antioxidantien produzieren.

Fassen wir zusammen: Wo auch immer die unzähligen Mikroorganismen mit den Effektiven Mikroorganismen in Berührung kommen, beschreiten sie den Weg der Revitalisierung. Kommen sie jedoch mit schädlichen Bakterien in Berührung, geraten sie auf einen destruktiven Weg. Die meisten Mikroorganismen sind aber „neutral" und können sich sowohl der guten als auch der schlechten Seite zuwenden.

Das möchte ich anhand eines anschaulichen Beispiels erklären: Bioabfälle aus der Küche stinken im Sommer schon nach einem halben Tag, weil fäulnisbildende Mikroorganismen eindringen und den Fäulnisvorgang einleiten. Diese Organismen findet man überall und es passiert tagtäglich. Setzt man den Abfällen aber EM zu, dann stinkt es weder nach einem halben Tag noch nach einem ganzen und auch nicht einmal nach zwei Tagen.

Warum? Weil die Organismen von EM den Biomüll zum Fermentieren bringen. Anstelle des Gestankes entsteht der Duft von Eingelegtem. Der Biomüll ist wie Eingelegtes fermentiert. Das passiert also, wenn die Effektiven Mikroorganismen im Biomüll die Übermacht haben. Dieser Vorgang wird laut der Antioxidationstheorie von Professor Higa durch die Antioxidationskraft bewirkt.

Die Mikroorganismen in EM haben also hervorragende Antioxidationskräfte. Traditionelle japanische Lebensmittel wie Miso, Sojasauce, Eingelegtes, Sake etc. nutzen bei der Herstellung die wirkungsvollen Antioxidationskräfte der Mikroorganismen. Bei diesen traditionellen Speisen hat man eine bestimmte chemische Reaktion zum Ziel, wozu es meist genügt, nur eine spezifische Bakterienart zu aktivieren, um das zu erreichen.

Zum Beispiel muss man für die Herstellung von Natto Nattobakterien haben, bei Eingelegtem sind es Milchsäurebakterien, bei Sake und Miso sind es Hefepilze. Das reicht schon. Niemand hat sich überlegt, was wohl passieren würde, wenn man Nattobakterien, Milchsäurebakterien und Hefepilze zusammenbringen würde.

Prof. Higa hat diese für die Fermentierung von Lebensmitteln notwendigen Mikroorganismen zusammengestellt und erfolgreich ein Milieu geschaffen, in dem alle koexistieren können. Das im Bereich der Agrarproduktion erfolgreich wirksame EM1 besteht aus sage und schreibe etwa 80 verschiedenen Arten von effektiven Mikroorganismen.

Eine weitere Besonderheit von EM liegt darin, dass anaerobe Mikroorganismen (Photosynthesebakterien zum Beispiel), die in einem aeroben Milieu nicht leben können, mit aeroben zusammenleben.

Das läuft zwar jedem bisherigen Verständnis zuwider. In Wirklichkeit passen die beiden Gruppen aber gut zueinander, tauschen Nahrung aus und bauen ein Milieu auf, in dem sie unter anaeroben Bedingungen gemeinsam existieren können.

Diese so entstandene Gruppierung von Mikroorganismen wird EM genannt. Da es aus ursprünglich für Menschen, Tieren und Pflanzen nützlichen Mikroorganismen besteht, ist seine Antioxidationskraft ziemlich stark. Was aber überraschenderweise die Wirkung so steigert, sind die anaeroben Mikroorganismen.

Diese anaeroben Mikroorganismen vertragen keinen Sauerstoff. In unserer heutigen Welt sind aber bis zu 99 % der Mikroorganismen aerobe, also Sauerstoff liebende Mikroorganismen, so dass anaerobe Mikroorganismen als Außenseiter betrachtet werden. Schaut man den Sachverhalt jedoch über den langen Zeitraum, seit der Geburt unseres Planeten, an, so waren sie die ersten Lebewesen hier. Auf dem neu entstandenen Erdball gab es keinen Sauerstoff. Die Erde war in Wasserdampf, Kohlenstoff- und Ammoniakgase eingehüllt. Damals lebten auf der Erde hauptsächlich anaerobe Mikroorganismen. Außerdem verfügen sie über die nötige Widerstandskraft, um bei Temperaturen von einigen hundert Grad zu überleben.

Diese anaeroben Organismen fraßen Kohlenstoffgas und Ammoniak und schieden Sauerstoff, Stickstoff und Wasser aus. Zunächst entwickelten sie sich prächtig, fanden später aber nicht mehr genügend Nahrung und gerieten in eine Krise. Nun begannen aerobe Mikroorganismen an ihre Stelle zu treten. Für die erste Gruppe war Sauerstoff noch giftig. Zwecks besserer Anpassung und Neutralisierung des giftigen Sauerstoffes bildeten sich sogenannte Antioxidationsgene heraus. Damit konnten sie den Sauerstoff ertragen. Und schließlich zog das Zeitalter unserer aeroben Mikroorganismen herauf, die Sauerstoff zum Leben brauchen.

Die anaeroben Mikroorganismen wurden aber nicht völlig ausgerottet. Tief in der Erde oder in der Tiefsee fanden sie ihr Lebensumfeld ohne oder mit nur wenig Sauerstoff, wo sie still vor sich hinlebten. Das sind unsere altbekannten anaeroben Mikroorganismen. Für lange Zeit waren sie in unserer Umwelt nur äußerst selten anzutreffen. Aber ganz verschwunden waren sie nie.

Als nun in EM aerobe und anaerobe Mikroorganismen zusammenkamen, geschahen unerwartete Dinge. Die anaeroben Mikroorganismen bilden schnell Antioxidantien. Beispielsweise bilden die Photosynthesebakterien, die den größten Anteil in EM ausmachen, Vitamin C und E. Sie nehmen die Ausscheidungen der aeroben Mikroorganismen als Nahrung auf und scheiden Antioxidantien aus. Das Ergebnis ist, dass EM in natürlicher Umwelt eine unvorstellbar starke Antioxidationskraft besitzt. In EM-X sind die von EM produzierten Antioxidantien extrahiert und die Bakterien herausgefiltert, so dass man es trinken oder als Infusion verwenden kann. Ich glaube, nun verstehen Sie, wie EM-X zu seiner starken Antioxidationskraft kommt.

Manche Menschen nehmen auch das für die Landwirtschaft entwickelte EM ein

Ich hoffe, dass mit den Erklärungen im vorhergehenden Kapitel deutlich wurde, worauf die unvergleichliche Antioxidationskraft von EM-X beruht. Ich möchte mich nun zwei wichtigen Punkten bei der Anwendung von EM-X zuwenden. Frage Nr. 1 ist: Bis zu welchem Punkt ist EM-X gesundheitlich unbedenklich?

Die Sicherheit von EM-X ist durch viele Versuche belegt worden: An der Medizinischen Fakultät der Universität von Kalifornien wurden zum Beispiel Versuche zur akuten und chronisch toxischen Wirkung bei Tieren, aber auch alle möglichen anderen Versuche zu den verschiedensten Aspekten durchgeführt und die Sicherheit festgestellt. Des Weiteren haben das Institut zur Erforschung von Mikroorganismen in Kitasato und diverse öffentliche Forschungsorganisationen im Ausland Versuche zu EM durchgeführt und bezüglich ihrer Sicherheit verlauten lassen, „dass EM keinerlei schädliche Mikroorganismen enthält. Es handelt sich nur um Mikroorganismen, die auch in der Nahrungsmittelzubereitung Anwendung finden. EM kann unbedenklich eingesetzt werden".

Seit der Entdeckung von EM sind bereits 16 Jahre vergangen. Seitdem wird es nicht nur in Japan, sondern auch in mehreren Dutzend anderen Länder angewendet. In keinem einzigen hat es bisher ein Sicherheitsproblem gegeben. Weder bei EM1 noch bei EM-X besteht der geringste Anlass, an der gesundheitlichen Unbedenklichkeit zu zweifeln.

Nimmt man das als Bodenverbesserer verkaufte EM1 zur Hand, liest man auf dem Etikett: „Kein Getränk. Keine Haftung bei Schäden durch unsachgemäße Verwendung". Trotz dieser Vorbehaltsklausel trinken es dennoch viele Menschen.

Prof. Teruo Higa hat in seinem Buch *Eine Revolution zur Rettung der Erde* Folgendes geschrieben: „Ich trinke seit 16 Jahren EM, seit sechs Jahren zusätzlich EM-X. In dieser Zeit musste ich, ausgenommen den Zahnarzt, keinen Arzt aufsuchen, geschweige denn ein Krankenhaus. Die ganze Familie trinkt EM-X und alle sind kerngesund. Kaum zu glauben, dass, bevor EM regelmäßig eingenommen wurde, jeden Monat irgendjemand aus der Familie ein- oder zweimal zum Arzt musste."

Seitdem es EM gibt, werden damit nicht nur Pflanzen, sondern auch Menschen von Krankheiten geheilt und der gesundheitsbewahrende Aspekt wird hoch geschätzt. Da dieses Produkt jedoch ein Bodenverbesserer ist, gab es von Anfang an besorgte Fragen: „Kann man so etwas denn trinken?" Wer EM nicht kennt, mag auch heute noch so denken.

Vor einigen Jahren haben Bauern angefangen, EM1 in kleinen Mengen zu trinken. Sie mischen es in Honig oder Milch. Auf die Haut aufgetragen, heilt es atopische Dermatitis, getrunken lösten sich jahrelange Probleme mit Verstopfung, und Magengeschwüre wurden geheilt. Es wurde bereits von einer ganzen Reihe solcher Heilwirkungen berichtet.

Als Arzt darf ich die Empfehlung, EM1 zu trinken, natürlich nicht aussprechen. In seinem vorher erwähnten Werk warnt Prof. Teruo Higa, dass „solange die Menge in einem vernünftigen Rahmen bleibt kein Schaden angerichtet werden kann. Sie tun es jedoch auf eigene Verantwortung".

EM1 hat die Kraft, Mikroorganismen im Darm in „gute" Stämme umzuwandeln. Beleg dafür ist der veränderte Geruch des Stuhls und der Gase nach Einnahme von EM1. Zudem wird die Farbe des Stuhls gelblicher, also gesünder. EM1 fördert auch den Stuhlgang.

Diese Veränderungen sind selbstverständlich. Denn was bedeutet „EM1 verbessert die Bodenqualität"? Im Boden lebt eine große Anzahl

73

von Mikroorganismen. Diese können unterschieden werden in die nützlichen, welche die Pflanzen gedeihen lassen, und die schädlichen, welche das Pflanzenwachstum vereiteln.

Wenn die schädlichen Mikroorganismen überwiegen, können die Pflanzen sich nicht entwickeln. Setzt man aber nun nützliche Mikroorganismen in entsprechender Menge in Form von EM hinzu, wird eine Zeit lang ein Machtkampf geführt, und wenn letztendlich die nützlichen Mikroorganismen siegen, schließen sich die Mehrzahl der Mikroorganismen den effektiven Mikroorganismen an. Der Boden wird so verbessert und die Pflanzen gedeihen ab jetzt gut.

Ähnlich ist die Situation im Darm des Menschen. Dort siedeln ständig über hundert verschiedene Mikroorganismenstämme. Die guten und die schlechten liegen im ständigen Kampf um die Überlegenheit. Leute mit Verstopfung oder einem schwachen Darm stehen unter der Herrschaft der schlechten Mikroorganismen. Führt man diesen Menschen die nützlich arbeitenden EM-Mikroorganismen zu, werden sie als eine Art Verstärkungstrupp den guten Mikroorganismen zu Hilfe eilen, den Darm erobern und eine baldige Besserung herbeiführen. Obwohl EM1 ein Bodenverbesserer war und ist, wurde es insgeheim stets auch als Getränk verwendet. Dadurch zeigte es bereits seine überragende Antioxidationskraft und zweifellose Sicherheit. Weder EM noch EM-X gibt Anlass zur Besorgnis, was die Unbedenklichkeit betrifft.[1]

Mit EM-X kann sich eine vorübergehende Erstverschlimmerung einstellen

Ich möchte einen weiteren wichtigen Punkt in der Anwendung von EM-X ansprechen: Die Erstverschlimmerung und Gegenmaßnahmen dazu.

Gleich nach Einnahmebeginn kann es zu Symptomen wie Schläfrigkeit, Durchfall oder Fieber kommen. Das nennt man eine Erstverschlimmerung. Eine solche Reaktion zeigt sich auch bei Medikamenten aus der traditionellen chinesischen Medizin. Bei Menschen, die bislang noch nie solche Medikamente genommen hatten, kommen körperliche Reaktionen vor, die auf deren Einfluss zurückgeführt werden. Dabei kann sich zeitweilig auch die Krankheit verschlimmern.

Im Falle der bereits vorgestellten leberkranken Patientin sammelte sich einen Monat nach Einnahmebeginn von EM-X Wasser in der Bauchhöhle an. Die Leberfunktionswerte deuteten eine Verschlechterung an. Wir hatten eine solche Reaktion prognostiziert. Daher fuhr die Patientin mit der Einnahme fort. Nach einem weiteren Monat war das Wasser in der Bauchhöhle verschwunden; die GOT/GPT Werte sanken und näherten sich nun den Normalwerten.

Woher kommt eine solche Erstverschlimmerung? Man kann sich vorstellen, dass solche Symptome auftreten, wenn das Gleichgewicht dadurch, dass eine gute Substanz hinzukommt, vorübergehend gestört wird. Das ist wie ein Übergangsritus, ganz anders als bei den Nebenwirkungen eines Medikamentes. Da diese Wirkungen oftmals nicht von den Nebenwirkungen zu unterscheiden sind, bekommen viele Patienten Angst und beenden die Einnahme. Nebenwirkungen entstehen aus dem negativen Einfluss der in den Medikamenten enthaltenen Substanzen. Bei der Erstverschlimmerung jedoch werden durch diese Substanzen die Zellen aktiviert, und die Symptome entstehen durch den bisher zwar versuchten, aber unmöglichen Heilungsprozess. Sie sollten also eher als eine Art „Reaktion" interpretiert werden.

Hat man etwas Schlechtes gegessen, ist Erbrechen oder Durchfall die erste Schutzreaktion des Körpers, um sich schnellstens der schädlichen Stoffe zu entledigen. Bei der Einnahme von EM-X kommt es manchmal durch die Aktivierung der Zellen vorübergehend zu Fieber, Unwohlsein, Durchfall etc. Zudem können alte Verletzungen, Prellungen und Knochenbrüche kurzzeitig wieder anfangen zu schmerzen.

Was ist dann zu tun? Soll man die Einnahme von EM-X vorübergehend unterbrechen oder dies als Zeichen einer Erstverschlimmerung interpretieren und unter fortgesetzter Einnahme diese Krise überwinden? Ich entscheide diese Frage nach der Gesamtsituation des Körpers. Wirkt der Patient gesünder? Wirkt er kränker? Im ersteren Fall sollte man fortfahren, im Letzteren die Einnahme unterbrechen oder die Menge verringern.

Da ich Arzt bin, nehme ich auch die verschiedensten Messwerte in Betracht, um ein umfassendes Urteil abzugeben. Einmal habe ich einem 12-jährigen Jungen mit angeborenen Veränderungen am Nachhirn EM-X in Gemüsesaft verabreicht. Mit 10 ml pro Tag lag die Menge im unteren

Bereich. Trotzdem manifestierte sich bei dem Jugendlichen eine starke Schläfrigkeit. Wir reduzierten die Menge noch weiter auf 5 ml, aber er klagte immer noch über eine schreckliche Müdigkeit, so dass wir die Therapie abbrechen mussten.

Im Falle eines Diabetes kommt es zuweilen nach dem Beginn der Einnahme von EM-X zu einem vorübergehenden Anstieg des Blutzuckerwertes. Da möchte man meinen, dass es eher die entgegengesetzte als die heilende Wirkung habe. Aber erst wenn der kritische Punkt der Erstverschlimmerung überwunden ist, stellt sich die Besserung mit großen Schritten ein. Es gibt auch Menschen, die überhaupt keine Erstverschlimmerung zeigen, so dass ich zu der Meinung tendiere, dass es zu Anfang der Einnahme zu einer Erstverschlimmerung kommen kann (aber nicht muss).

Falls Sie Erfahrung mit Fasten haben, dann kennen Sie die folgenden Symptome: Durch Fasten können gewisse Krankheiten geheilt werden, das Hungern reinigt den Körper von innen und die natürlichen Selbstheilungskräfte werden gesteigert. Bevor es so weit ist, können aber Unpässlichkeiten wie Frösteln und Kopfschmerzen auftreten. Diese Symptome setzen bei belasteten Menschen einige Tage nach Beginn des Fastens ein. Bei Menschen mit Magenproblemen kann es zu Magenbeschwerden kommen. Menschen mit Blutarmut wird es schwindlig. Oft jahrzehntelang zurückliegende Prellungen und Brüche beginnen zu schmerzen. Es heißt, dass sich während des Fastens in irgendeiner Weise alle längst vergangenen Krankheiten manifestieren. Das ist jedoch ein Beleg dafür, dass die Selbstheilungskräfte zu arbeiten begonnen haben, und ist positiv zu bewerten. Bei völlig gesunden Menschen bleibt als einzige Reaktion nur das Gefühl eines leeren Magens, und es treten so gut wie keine negativen Symptome auf.

Bei EM-X als Infusion ist die Erstverschlimmerung etwas stärker als bei der Einnahme. Frösteln und Fieber sind häufig. Ich halte es für unerlässlich, dass dieser „Damm" überwunden wird. Nur einer von hundert Menschen kann von der Konstitution her EM-X nicht einnehmen.

Auf jeden Fall lasse ich die Patienten mir jede körperliche Veränderung berichten. Vor Behandlungsbeginn gibt es eine gründliche Untersuchung, aufgrund derer die Rezeptur festgelegt wird. Es sollte mit einer kleineren Menge begonnen werden, die dann nach und nach gesteigert wird. Das mildert die Erstverschlimmerung ab.

Höhere Revitalisierungskräfte der Organe durch stärkere Wirkung von EM-X

Aus meiner Erfahrung bei der bisherigen Anwendung von EM-X möchte ich einige besonders wichtige Anmerkungen zur Wirkung machen: Erstens wirkt EM-X besonders auf die Organe mit einer starken Revitalisierungskraft, wie zum Beispiel der Leber. Bei einer Leberzirrhose kann es im weiteren Verlauf zu einem Leberkrebs kommen. Die Ursache einer Leberzirrhose ist eine virusbedingte Hepatitis oder Schädigung durch Alkohol. Im fortgeschrittenen Stadium ist sie nicht einmal mit modernsten medizinischen Mitteln zu heilen. Hier kann EM-X Besserung bewirken. Aus meiner klinischen Arbeit kenne ich einige Beispiele, in denen die Leberwerte tatsächlich besser wurden. Sie werden diese als GOT/GPT bezeichneten Werte sicher bereits kennen. Je höher diese Werte im Blut sind, desto weiter ist die Zellzersetzung fortgeschritten. Diese Werte werden bei jedem Gesundheitscheck überprüft.

Ein GOT von unter 40 gilt als normal, bei akuter Hepatitis kann er sogar 1500 erreichen. Das ist ein Wert, der nicht einmal bei einer seit geraumer Zeit vom Krebs befallenen Leber erreicht wird, denn in diesem Fall steigen die Werte „nur" auf 150 bis 300 an. Bei chronischer Hepatitis liegen diese Werte zwischen 100 und 200. Damit kann also der derzeitige Zustand der Leber diagnostiziert werden. Mir sind Fälle bekannt, in denen die Werte konstant zwischen 150 und 200 lagen, aber dann durch EM-X auf unter 100 abfielen. Da liegt die positive Wirkung von EM-X auf der Hand.

Es gibt aber noch einen Hinweis für Leberprobleme. Bei Leberkrebs vermehrt sich das AFP-Eiweiß rasend schnell. So können wir mit diesem AFP als Tumormarker feststellen, ob es sich um Krebs handelt oder nicht.

Der Standardwert von AFP liegt bei unter 25; bei Krebs steigt dieser Wert bisweilen auf 900 bis 1000 an. Es gibt viele Beispiele, in denen bei solchen Patienten nach halbjähriger Einnahme von EM-X dieser Wert bis auf etwa 200 zurückgegangen ist.

Aber es gab auch einen Fall, wo sich der GOT/GPT-Wert überhaupt nicht veränderte, obwohl der AFP-Wert zurückgegangen war. Der Grund hierfür liegt darin, dass der Tumormarker sinkt, wenn der Tumor schrumpft oder die Krebszellen abgetötet werden. GOT/GPT jedoch weist eher auf das Absterben normaler Leberzellen hin.

Zusammenfassend lässt sich sagen, dass ein sinkender AFP-Wert absterbende Krebszellen, ein Nachlassen der Aktivität des Tumors sowie sein Schrumpfen anzeigt. Daraus wird ersichtlich, wie EM-X der weiteren Entwicklung des Krebses Einhalt gebietet, während ein mehr oder weniger unveränderter GOT/GPT-Wert eine unverändert fortschreitende Zerstörung gesunder Leberzellen anzeigt. Das bedeutet, dass das Hepatitisvirus nach wie vor die Leber zersetzt. Das lässt vermuten, dass EM-X nicht die Kraft besitzt, das Hepatitisvirus zu besiegen. Trotzdem zeigt der gefallene GOT-Wert der Patientin, dass EM-X mit seiner Antioxidationskraft ihre Selbstheilungskräfte gestärkt hat.

Die Leber kann sich selbst nach der Entfernung von 80 % des Gewebes allmählich regenerieren und ihre ursprüngliche Größe wieder erreichen. Wenn man verhindern kann, dass eine von Hepatitis befallene Leber, Verhärtungen oder sich gar zu Leberkrebs entwickelt, ist fast das normale alltägliche Leben eines Gesunden möglich. Dabei würde die Einnahme von EM-X unterstützend wirken.

Wenn wir schon bei den Regenerierungs- und Revitalisierungskräfte sind, können wir unser Augenmerk auch auf die Haut und die Haare richten. EM-X hat seine Wirksamkeit bei atopischer Dermatitis und anderen Hautkrankheiten gezeigt. Zudem wurde mir häufig berichtet, dass nach Einnahmebeginn von EM-X „graue Haare wieder nachdunkelten". Ich habe das im Einzelnen nicht verifiziert, aber vielleicht liegt dem eine Aktivierung des Stoffwechsels zugrunde, und durch die Normalisierung des vegetativen Nervensystems werden die Haut- und Haarwurzelzellen zu neuem Leben erweckt.

Ein Erfrischungsgetränk zwischen östlicher und westlicher Medizin

Für Patienten, deren Nieren nicht mehr funktionieren, ist die Dialyse lebensrettend. Diese Patienten können bei schwerer Niereninsuffizienz nicht ohne zwei- bis dreimalige Dialyse in der Woche überleben. Die künstliche Niere übernimmt die Funktion ihres natürlichen Gegenstücks: Sie entfernt Abfall- und Giftstoffe aus dem Blut in den Harn. Von Nieren-insuffizienz spricht man, wenn diese Funktion zu über 80 % gestört ist. Für einen Patienten mit Niereninsuffizienz gab es früher keine Rettung. Wie oft trifft man in alten Todesanzeigen auf „Tod durch Nierenversa-gen" als Todesursache. Heute rettet die künstliche Niere viele Patienten, aber sie müssen dafür jeden zweiten Tag fünf bis sechs Stunden Zeit aufwenden und das Alltagsleben wird dadurch empfindlich gestört. Ein befreundeter Bürgermeister einer Kleinstadt musste aufgrund der ein-getretenen Dialysepflicht sein Amt niederlegen.

Allerdings nimmt nun die Zahl der Dialysepatienten von Jahr zu Jahr zu. Heute übernimmt die Krankenkasse die Kosten. In England aber müs-sen die über 70-Jährigen schon diese Behandlung selbst bezahlen. Auch in Japan bereiten die galoppierenden Kosten einiges Kopfzerbrechen, so dass möglicherweise auch hier ähnlich drakonische Maßnahmen getrof-fen werden könnten.

Bei etwa 30 % der Patienten liegt die Ursache in einem Diabetes, ei-ner Krankheit, bei der EM-X sehr wirksam ist. Es gibt zum Beispiel kli-nische Fälle von auf die Insulinspritze angewiesene Patienten, deren Blutzuckerwert sich nach Beginn der Einnahme von EM-X so weit stabi-lisierte, dass sie auf die Injektionen verzichten konnten. Diabetes und Nierenerkrankungen gehören auch heute noch in der modernen Medizin zu den nur schwer zu heilenden Krankheiten. Gerade hier könnte man auf die Antioxidationskraft von EM-X zur Besserung der Krankheit set-zen. Darauf werde ich in Kapitel 3 noch genauer eingehen.

Bei der Wiederherstellung einmal ausgefallener Körperfunktionen zeichnet sich für EM-X ein schier unbegrenztes Einsatzfeld ab. Seine Antioxidationskraft hat nach meiner Beobachtung und Erfahrung bei den verschiedensten Krankheiten einen unvermutet starken positiven Ein-fluss. Oder anders ausgedrückt, verfügt unser Körper über unvorstellba-re, wunderbare Revitalisierungs- und Regenerationskräfte. Nur bisher fand man keine Substanz, der eine solche revitalisierende Kraft nach-gewiesen werden konnte.

Manchmal hört man von wundersamen Heilungen in der Volksme-dizin, zum Beispiel, dass ein bereits aufgegebener Krebspatient auf un-erklärliche Weise geheilt wurde. Sowohl das Erkranken als auch die Hei-lung sind ja physiologische Prozesse, so dass diese Wunderheilungen immer auch eine Ursache haben müssen. Könnten es nicht die Antioxidationskräfte sein?

Der Grund, warum wir diese Heilungen nicht verstanden haben, liegt darin, dass bisher die als Nachweis tauglichen, wunderbaren Antioxidantien nicht bekannt waren. Vielleicht lagen bei den Geheilten besonders günstige Bedingungen dafür vor. Sind wir nicht erst mit dem Erscheinen von EM-X auf dem Markt auf die wunderbaren Antioxidationskräfte aufmerksam geworden?

Die einzige mir bekannte Methode, die die Grenzen der modernen Medizin überspringt und wunderbare Heilerfolge erbringt, ist die chinesische Heilmethode. Hier gibt es die sogenannte „höchste Medizin". Dieses Medikament soll „allmächtig" sein, d.h. bei jeder Krankheit wirken und kann über Jahre hinweg bedenkenlos eingenommen werden.

Bisher hat die moderne Medizin so etwas noch nicht in ihre Überlegungen einbezogen. Ein Arzt mit westlicher Ausbildung muss das Erlernte am Krankenbett bestätigt finden. Wenn die Wirksamkeit eines Medikamentes biochemisch erwiesen ist, wird es als für eine bestimmte Krankheit für wirksam befunden. Einem Medikament, von dem niemand weiß, gegen welche Krankheit es hilft und warum es hilft, misst auch niemand irgendeinen Wert bei.

Wo ist denn nun beim Vergleich der beiden „Systeme" die Position von EM-X? Es ist eine Art Alleskönner ohne jegliche Nebenwirkungen, der über einen langen Zeitraum eingenommen werden kann. Diese Eigenschaft bringt es in die Nähe der „höchsten Medizin" der chinesischen Medizin. Dennoch bestehen zwischen EM-X und der östlichen Medizin grundsätzliche Unterschiede. Im Gegensatz zur chinesischen Medizin mit seiner über die Jahrtausende aus realen Versuchen am Menschen gesammelten Erfahrung beginnen wir gerade erst damit, EM-X zu erproben.

Wird es also künftig aufgrund weiterer Forschungen und der guten klinischen Erfahrungen als Medikament Anerkennung finden? Diese Möglichkeit tendiert gegen null! Das wollen wir gleich klarstellen. Und aus welchem Grund? Weil Professor Higa, der EM-X entwickelt hat, selbst das nicht möchte: Seiner Meinung nach „soll es ein Erfrischungsgetränk bleiben".

Zur Anerkennung als medizinisches Präparat wären langwierige Versuchsreihen nötig, angefangen von der Erprobung an Tieren bis hin zu klinischen Tests am Menschen. Was für einen Vorteil brächte es, wenn man lange Jahre investierte, um nach all diesen Versuchen endlich EM-X als Medikament anerkannt zu bekommen? In der Praxis brächte dies dem Verbraucher keine Vorteile, dafür aber viele offensichtliche Nachteile. Erstens gelten für ein Erfrischungsgetränk diverse Regularien nicht, die sich für medizinische Präparate auf Grund gesetzlicher Bestimmungen ergeben.

Der zweite Nachteil wäre ein dadurch unweigerlich höherer Preis. Möglicherweise würde es rezeptpflichtig, so dass der freie Zugang für den Verbraucher damit erschwert wäre. Das hätte überhaupt keinen Sinn und spricht auf alle Fälle dagegen. Für die Welt ist es deshalb viel besser, dass EM-X wie bisher nach Absprache mit den Patienten klinisch eingesetzt und zur Gesundheitsvorsorge und Krankheitsprävention frei verfügbar ist.

Tatsächlich ist Professor Higa bestrebt, EM und EM-X – soweit möglich – als Massenprodukt herzustellen, um damit den Preis zu senken. Eine pharmazeutische Firma, die in den Komplex der modernen Medizin eingebunden ist, käme wohl nie auf einen solchen Gedanken. Hier bin ich aber doch zu sehr vom Thema abgeschweift.

Zentraler Punkt ist, dass EM-X als Mittler die Kluft zwischen westlicher und östlicher Medizin überbrücken könnte. Natürlich hoffe ich auf eine breite Forschungstätigkeit, doch zunächst möchte ich Menschen in gesundheitlichen Schwierigkeiten damit helfen.

Die einzunehmende Menge wird dem Zustand angepasst

Im Folgenden möchte ich mich mit konkreten Anwendungsvorschlägen für EM-X befassen. Wie bereits mehrfach erwähnt, ist EM-X als Erfrischungsgetränk auf dem Markt. Wohin man in Japan auch kommt, es ist überall zu haben. In Okinawa, der Heimat von Prof. Higa, wird es sogar in den Verkaufsstellen der Präfektur verkauft.

Für ein Erfrischungsgetränk liegt der Preis ein wenig hoch (In Deutschland kostet 0,5 l = 69 Euro, Stand Sommer 2009). Aber niemand wird es wie Wasser in sich hineinschütten. Als in einem Versuch jemand 4 l an einem Tag – also wie Wasser – trank, verursachte das keine Probleme.

Es ist eine schwach gelbliche, durchsichtige Flüssigkeit fast ohne Geschmack. Vom Trinkgefühl kommt es einem guten Wasser nahe.

Es gibt keine bestimmten Einnahmevorschriften. Für den Erhalt der Gesundheit sind 5 bis 10 ml pro Tag allemal ausreichend. Ich persönlich trinke 30 ml täglich und fühle mich immer körperlich fit. Bei 10 ml täglich reicht 1 l länger als drei Monate. Da es so gut wie keinen Eigengeschmack hat, kann es Tee, Kaffee oder Saft beigegeben werden. So verfahren die meisten Anwender. Mittlerweile sind aber auch EM-X-Drinks und EM-X-Säfte auf dem Markt.

Für den klinischen Bereich gibt es zwei Anwendungen. Die erste ist die orale Einnahme. Dabei beginnt man, wie bereits erklärt, mit kleinen Mengen von 5 ml oder 10 ml, um dann in Abständen von drei Tagen bzw. einer Woche die Menge zu steigern. Zumeist wird die Zielmenge nach einem halben bis ganzen Monat erreicht. Ob man es nun morgens, mittags, abends, also dreimal täglich, oder nur morgens und abends, d. h. zweimal täglich einnimmt, ist unerheblich. Es ist nur wichtig, dass – selbst wenn eine Erstverschlimmerung eintreten sein sollte – die Einnahme kontinuierlich erfolgt. Ist die Erstverschlimmerung zu heftig oder dauert zu lange an, sollte man mit einer um 10 ml reduzierten Menge fortfahren.

Wenn sich nach ein, zwei Monaten keine sichtbare Wirkung zeigt, besteht noch kein Grund zum Absetzen. Selbst wenn ein halbes Jahr ohne erkennbare Veränderung vergeht, oder wenn sich sogar der Zustand des Patienten verschlimmert hat, werden sich ein, zwei Jahre später positive Ergebnisse zeigen.

Es gibt auch überempfindliche Menschen, die EM-X als schwer trinkbar empfinden. Denen mischt man am besten eine bestimmte Menge ins Wasser oder in ein anderes Getränk, eventuell auch ins Essen.

Nach Angaben von Prof. Higa genügt in Südostasien und Indien die kleine Menge von 1 oder 2 ml EM-X, um eine beachtliche Wirkung bei der Behandlung von Krankheiten zu erreichen. Im Vergleich dazu muss ein Japaner die etwa zehnfache Menge zu sich nehmen. Menschen in hoch entwickelten Ländern leben in einem von viel mehr Stress und Oxidation geprägten Umfeld. Übrigens wird EM-X wie Wasser im Magen aufgenommen. Eine Frage ist nun, wie das bei Patienten funktioniert, denen der Magen operativ entfernt wurde? Da es in solchen Fällen auch im Darm absorbiert werden kann, braucht man sich darüber keine Gedanken zu machen. Da aber die Absorption im Darm um einiges langsamer ist als im Magen, ist es in einem solchen Fall besser, die Einnahmehäufigkeit auf sechs Mal täglich zu erhöhen.

Als nächste Anwendungsmöglichkeit gibt es eine Behandlung mittels Infusion. Ich selbst greife in der Regel zur oralen Therapie und nur, wenn der Patient nicht schlucken kann, ziehe ich die Infusion in Betracht. Dafür vermischt man 0,5 ml EM-X mit 20 bis 30 ml Kochsalzlösung. Bleiben Komplikationen aus, wird die Menge in 0,5 ml-Schritten gesteigert.

Egal ob zur oralen Einnahme oder als Infusion, die Menge bestimme ich intuitiv, und es gibt hierfür keinen Standard. Auf der Basis meiner Erfahrungen kann ich sagen, je größer die Menge bei oraler Einnahme, desto stärker ist auch die sichtbare Wirkung. Nichts hindert einen daran, bis auf etwa 200 ml pro Tag zu gehen. Dafür müsste man aber über 800 Euro pro Monat ausgeben. Das würde für die meisten eine beträchtliche finanzielle Bürde bedeuten. (In Europa kostet 0,5 l EM-X Gold 69,00 Euro.) Die Versicherung trägt davon nichts, die gesamten Kosten bleiben am Patienten hängen. Nicht wenige sagen, sie würden es zwar gerne weiterhin trinken, könnten es sich aber nicht leisten. So etwas ist sehr bedauerlich.

Im Dezember 1997 suchte Frau Junko Sato (51) bei mir Rat, da sie an Brustkrebs litt und eine konservierende Operation hinter sich hatte. Zu diesem Zeitpunkt hatte der Krebs aber schon in die Leber gestreut. Die Tatsache, dass bereits neun Krebsgeschwüre identifiziert worden waren, machte eine Operation unmöglich und sie bereitete sich schon auf eine Chemotherapie vor.

Ehrlich gesagt befand sie sich in einer ziemlich ernsten Lage, aber nachdem ich ihr empfohlen hatte, täglich dreimal 70 ml EM-X einzunehmen, besserte sich ihr Zustand täglich. Etwa drei Monate nach Einnahmebeginn war der Krebstumor in der Leber von 3,8 cm auf 1,8 cm geschrumpft, was den behandelnden Arzt sehr wunderte. Für Frau Sato war die Einnahme von EM-X aber eine starke finanzielle Belastung, so dass ich ihr empfahl, die Dosis auf 50 ml zu reduzieren. Leider habe ich seitdem keine Rückmeldung mehr von ihr erhalten.

Es ist für mich immer sehr schade zu erleben, wenn nach einer so positiven Entwicklung die Behandlung aus finanziellen Gründen abgebrochen werden muss. Allerdings gibt es für solche Fälle als Alternative auch das EM-Salz, das man stattdessen nehmen kann.

EM-Salz ist am wirksamsten in der Kombination mit EM-X, aber für sich allein ist es ebenfalls wirksam bei Krebs und anderen Krankheiten – wenn auch nicht so stark wie EM-X. Für diejenigen, die sich EM-X finanziell nicht leisten können, dürfte das eine frohe Botschaft sein. Die Kosten für 3 Monate belaufen sich dann nur noch auf ca. 10 Euro.

Nach Prof. Higas Wunsch soll der Preis für EM1 und EM-X Gold aber nicht mehr steigen; im Gegenteil, er sollte in Zukunft weiter fallen.

EM-X mildert die Nebenwirkungen der Krebstherapie

Im letzten Kapitel habe ich die Anwendungsweise von EM-X kurz umrissen. In jüngster Zeit bin ich dazu übergegangen, EM-X nicht mehr allein, sondern zusammen mit anderen Antioxidantien, chinesischer Medizin und volkstümlichen Verfahren und Wirkstoffen zu verwenden. Dazu habe ich verschiedene Experimente durchgeführt.

Da ich als junger Mann chinesische Medizin studiert habe, kommt in meinem Krankenhaus eine ganze Reihe entsprechender Präparate zur Anwendung. Viele Fälle belegen, dass die gemeinsame Einnahme von EM-X und Präparaten der chinesischen Medizin noch effektiver ist. Nachdrücklich empfehle ich, EM-X zusammen mit anderen natürlichen Antioxidantien wie Vitamin C, Vitamin A, Beta-Karotin, Polyphenol und Flavonoiden einzunehmen.

Diverse Untersuchungen haben erbracht, dass Japaner insgesamt zu wenig Vitamine zu sich nehmen. Die derzeit gültigen Mengen verhindern zwar, dass es zu ausgesprochenen Mangelerkrankungen kommt, aber für eine effektive Wirkung als Antioxidans reicht es nicht. Meiner Ansicht nach bedarf es einer gründlichen Revision der nötigen Mengen an Vitaminen.

In der Tabelle 1 stellen wir die benötigte Menge an Vitaminen für Japaner und Amerikanern gegenüber. Zum Beispiel brauchen Japaner täglich 50 mg Vitamin C, um nicht aufgrund von Vitaminmangel an Skorbut zu erkranken. Vitamin C besitzt eine außerordentlich hohe Antioxidationskraft. Um diese zu entfesseln, ist jedoch die Einnahme in einer Größenordnung von 1000 bis 2000 mg nötig. Seit kurzem empfehle ich meinen EM-X Patienten, zusätzlich Vitamin C in großen Mengen einzunehmen. EM-X wirkt zwar auch für sich allein, bei manchen Patienten jedoch zusammen mit den Vitaminen C und E noch besser. Von der gegenseitigen Wechselwirkung darf man sich eine größere Effektivität erhoffen.

Es gibt einige Stoffe, denen die Volksmedizin bei dieser oder jener Krankheit Wirksamkeit zuspricht. Leute, die die Fahne der modernen Schulmedizin hochhalten, lassen solche Aussagen kalt. Diejenigen, die der konventionellen Medizin aber misstrauen, sind davon natürlich begeistert.

Als einer Bekannten von mir eröffnet wurde, dass sie Leberkrebs habe, wurde ihr von einer im alten Wissen bewanderten Berghüttenbewohnerin empfohlen, Schmetterlingstramete *(Trametes versicolor)* zu essen. Sie berichtete, sie hätte für ihren an Lungenkrebs erkrankten jüngeren Bruder diese Pilze in den Bergen gesammelt und zu einem Sud verkocht. Ein halbes Jahr später war der Lungenkrebs verschwunden. Meine Bekannte bat diese Frau, auch für sie Schmetterlingstramete zu sammeln. Das Ergebnis waren 10 kg. Sie begann, den Sud zu trinken, aber aufgrund des Geschmackes brachte sie es nicht fertig, das Gebräu einzunehmen. In der Volksmedizin schreibt man aus irgendeinem Grund meistens Pilzen die Fähigkeit zu, auf Krebs einwirken können. Das Gleiche gilt auch für den chinesischen Raupenpilz *(Cordyceps sinensis)*. Selbst das besonders gut bei Krebs wirkende Krestin wird aus Pilzen der Familie der Porlingsartigen *(Polyporaceae)* hergestellt.

Diese Medikamente aus der Volksmedizin können bei manchen Patienten gut anschlagen, aber nicht jeder kann die gleiche Wirksamkeit erwarten. Deshalb gibt es Anhänger dieser Präparate und solche, die nicht daran glauben. Aber was ist nun die Wahrheit? Ich persönlich glaube, dass solche volkstümlichen Präparate durchaus wirksam sind. Nur die Anwendungsmethode ist nicht gut. Die Immunkraft kann auch als Selbstheilungskraft bezeichnet werden und wenn man nun diese Schmetterlingstramete erst anwendet, wenn der Körper bereits immens geschwächt ist, dürfte es bereits zu spät sein.

Außerdem dürfte wohl eine Mischung aus moderner Medizin und Pilzsud kaum wirksam sein. Krestin zum Beispiel wird derzeit sehr häufig eingesetzt. Weil es aber kaum eine Wirkung zeigt, lautet die Maßgabe des Gesundheitsministeriums: „Da es alleine nicht wirksam ist, darf es nur zusammen mit Antikrebsmitteln verwendet werden."

Ich glaube aber, dass es genau umgekehrt ist: Das Versicherungssystem schreibt die parallele Einnahme eines weiteren Antikrebsmittels vor, aber dadurch kann sich der spezifische Wirkstoff der Pilze nicht entfalten. Vielleicht würde in einem solchen Fall die parallele Einnahme von EM-X helfen. Das ist leider bis heute nicht zulässig.

Ich wiederhole noch einmal: Die Wirkkraft von EM-X liegt in seiner Antioxidationskraft. Seine Kraft ist um ein Vielfaches stärker als die vielen in der Natur vorkommenden Antioxidantien. Mit EM-X werden die Körperzellen so aktiv, dass sie kaum wiederzuerkennen sind. Das stelle ich mir nicht nur so vor; da ich es mit eigenen Augen in der Präsentation von Dr. Ghoneum gesehen habe, weiß ich das ganz genau.

Mit der Einnahme von EM-X werden die Krebs bekämpfenden NK-Zellen zu äußerster Aktivität angeregt. Im Innern dieser Zellen befindet sich eine Unzahl kugelähnlicher Gebilde, die auf die Krebszellen einschlagen und sie zum Platzen bringen, als wären sie mit Handgranaten bombardiert worden. Solche Kämpfe finden im Körper ständig statt.

Deshalb denke ich ja, dass die verabreichten Medikamente anders wirken, wenn durch EM-X die Antioxidationskräfte gesteigert werden. Wenn man dies zum Beispiel in der Kombination mit Krestin etc. anwendete, würden sich ganz neue Möglichkeiten eröffnen. In jedem Falle ist danach zu trachten, die Immunkräfte zu steigern. Es versteht sich also von selbst, dass eine parallele Therapie, die dagegen die Immunkräfte schädigt, diese positive Wirkung wieder zunichte macht. Bei einer Leberentzündung wird z.B. ein Medikament verwendet, das die Gallensäfte anregen soll, nämlich die Ursodeoxycholsäure (UDCA), das ursprünglich Bärengalle ist. Früher fand man es als Magenmittel in jeder Hausapotheke zusammen mit Kreosotum (Buchenholzteer). Heute sind beide Mittel jedoch fast gänzlich verschwunden. In Verbindung mit EM-X könnten auf UDCA jedoch große Hoffnungen gesetzt werden.

In letzter Zeit verwendet man Interferon bei Leberkrankheiten. Es hat aber starke Nebenwirkungen: Hohes Fieber und Erbrechen, Depressionen bis hin zum Selbstmord können die Folge sein. In Verbindung mit EM-X besteht meiner Ansicht nach eine große Wahrscheinlichkeit, dass diese Nebenwirkungen gemildert werden.

Außerdem gibt es Formen von Lebererkrankungen, bei denen Interferon nicht so gut wirkt, da sie von einer Vielzahl von verschiedenen Viren hervorgerufen werden. Bei Hepatitis wirkt es, deshalb kann es dort sinnvoll eingesetzt werden. Wenn die starken Nebenwirkungen jedoch auch hier durch EM-X reduziert werden können, so ist dies allein schon die Sache wert.

Beste Resultate durch gleichzeitige Einnahme von Vitaminen

Im menschlichen Darm leben ungefähr hundert Arten von Mikroorganismen. Diese Darmflora wird in „gute" und „schlechte" Bakterien unterschieden. Ihr Machtverhältnis ist das große Problem. Es gibt im Darm gesundheitsfördernde Arten, wie zum Beispiel die Milchsäurebakterien, aber auch schädliche, krankheitserregende Mikroorganismen. In der Regel verursachen die Mikroben im Dickdarm keine Schäden. Damit man nun nicht krank wird, ist es notwendig, die Übermacht der „guten" Mikroorganismen auf Dauer zu gewährleisten. Dafür setzt man besser EM1 ein als EM-X. Das übers Trinken aufgenommene EM-X wird größtenteils vom Magen absorbiert und gelangt so kaum in den Darm. Daher ist seine Regulierungskraft für die Darmflora gering.

Da EM1 aus lebenden Mikroorganismen besteht, durchläuft es den Magen und erreicht den Darm. Im Dünndarm werden die Nährstoffanteile absorbiert. Dort sind die Darmmikroorganismen aktiv. Daher geht die Absorption zügig vonstatten. Voraussetzung dafür ist die Dominanz der „guten" Mikroorganismen.

Andernfalls verschlechtert sich nicht nur die Absorption der Nährstoffe, sondern es ist auch mit einem Absinken der Immunkräfte zu rechnen.

Wenn man nun erst mit der Einnahme von EM-X beginnt, ist es schwierig, die Immunkraft zu stärken. Trinkt man EM-X zur Heilung einer Krankheit, schmälert die Darmflora doch den Erfolg. Wenn aber im Gegenteil die Darmflora in gutem Zustand ist, dann kommt es zu einem Synergieeffekt. Es kommt häufig vor, dass EM-X trotz eifriger Einnahme keine Wirkung zeigt, und das liegt dann daran, dass die Darmflora in einem schlechten Zustand und die Immunkraft beeinträchtigt ist.

Wenn das Bodenmilieu für eine Pflanze schlecht ist, gedeiht sie nicht. Das Gleiche gilt für den menschlichen Darm: Bricht dort die Balance zwischen den Mikroorganismen zusammen, sinkt nicht nur die Widerstandskraft, es werden auch Giftstoffe produziert, und es entstehen die verschiedensten Krankheiten.

Eine der schlimmsten Ursachen für die Verschlechterung der Darmflora sind die Antibiotika.

Angefangen hat alles mit Penicillin, das seit einem halben Jahrhundert als Antibiotikum auf dem Markt ist und eine kurze Weile als eine Art Lebensretter gefeiert wurde, da man sich vorstellte, wie es alle von Bakterien verursachten Krankheiten wie zum Beispiel die Tuberkulose ausmerzen würde. Aber heute setzt sich durch die Entstehung immer neuer antibiotikaresistenter Bakterienstämme der Kampf der Menschheit gegen die Bakterien in einem Teufelskreis fort.

Die beim Menschen eingesetzten Antibiotika ähneln sehr den in der Landwirtschaft verwendeten Pestiziden. Diese Agrarpestizide haben mit Stumpf und Stiel die Krankheiten von Reis, Gemüse und Obstbäumen sowie Schädlinge ausgerottet. Jedoch sind in jüngster Zeit resistente Bakterien und Schädlinge aufgetaucht, und so weitet sich dieser Kampf ohne Gewinner aus. Im Zusammenspiel von Antibiotika und Mensch ist es das Gleiche. Könnte man diesem Kampf nicht ein Ende bereiten? Nicht mit EM-X, sondern mit EM1 können wir im Darm auf Dauer die Oberhoheit der guten Bakterien etablieren. Tatsächlich gibt es einige Menschen, die meine Erklärungen dazu gehört haben, und nun zusätzlich zu EM-X noch EM1 einnehmen. So wird die Antioxidationskraft von EM-X noch gestärkt.

Werden zusätzlich noch Vitamine und natürliche Antioxidantien sowie Eiweiß in guter Qualität in ausreichender Menge eingenommen, könnte ein Körpermilieu entstehen, in dem freie Radikale selten unbesiegt bleiben. Auf diese Weise können gesunde Menschen ihre Gesundheit erhalten, und die Erkrankten können eine natürliche Antioxidationskraft entwickeln, um eine Besserung zu erreichen.

Die westliche Medizin zielt schon sein alters her auf die Synergieeffekte. Hier wird nicht nur ein Medikament verschrieben, sondern gleich mehrere. So wird aus eins plus eins nicht zwei, sondern drei oder vier. Wenn EM-X allein aber schon eine unübertroffene Antioxidationskraft entwickelt, könnte dann seine Wirkung nicht durch zusätzliche andere gute Dinge noch dramatisch gesteigert werden? Das war mein Ausgangspunkt, als ich begann, weitere Substanzen mit zu verordnen und dabei habe ich Folgendes festgestellt:

1. Verbesserte Ernährung: Durch die Einnahme von EM-X, Vitaminen, Eiweiß in guter Qualität und ausreichender Menge bildet der Körper Antioxidationskräfte aus, die ihn nur selten gegen die freien Radikale verlieren lässt. Im Ergebnis werden die Immunkräfte gesteigert, und die Selbstheilungskräfte können sich entfalten.

2. Revidierte Haltung gegenüber der Volksmedizin: Viele der seit langem als wirksam deklarierten Medikamente der Volksmedizin, wie zum Beispiel die Schmetterlingstramete oder der Glänzende Lackporling, sind eher Nahrungsmittel als Medizin, aber die Wirkung ist zu individuell. Diese individuellen Unterschiede in der Wirkung werden unter dem Aspekt der „Konstitution" berücksichtigt, aber dabei muss auch die derzeitige Immunstärke des Menschen während der Einnahme in die Überlegungen einbezogen werden. Wenn durch EM-X die Antioxidationskraft dieser Menschen gesteigert würde, stiege die Immunkraft an, und so könnten diese Mittel auch dort ihre Wirkung zeigen, wo sie bisher noch nicht sichtbar waren.

3. Gemeinsame Einnahme mit chinesischer Medizin: Auch die Medikamente der Traditionellen Chinesischen Medizin haben Nebenwirkungen. Wie bei der Volksmedizin unterscheidet sich auch hier der Wirkungsgrad von Mensch zu Mensch. Aber auch das ist durch eine parallele Einnahme von EM-X zu regeln. Da wenigstens die Nebenwirkungen gemildert werden, werde ich diese Kombination weiterhin einsetzen.

4. Gemeinsame Einnahme mit westlicher Medizin: Diese Medikamente wirken „direkt"; entsprechend groß sind die Nebenwirkungen. Die dabei entstehenden Schäden kann EM-X begrenzen. Dadurch wird die Therapie nicht mehr wegen der Nebenwirkungen abgebrochen. Auch bei Krebs im Endstadium mindert EM-X die Belastung durch Therapie und Medikamente.

5. Gemeinsame Einnahme von EM-X und EM1: Die Einnahme von EM1 hat eine darmregulierende Wirkung, mit der die Immunkräfte wieder hergestellt werden können, um so die Wirkung von EM-X zu steigern.

Am Schluss dieses Kapitels möchte ich denjenigen, die sich nach der Lektüre dieses Buches zur Einnahme von EM-X entschließen, aber auch denjenigen, bei denen die Einnahme bisher noch nicht zu den gewünschten Resultaten geführt hat, noch einen sehr wichtigen Rat geben: Bei der Einnahme von EM-X darf nicht an seiner Wirksamkeit gezweifelt werden. Nehmen Sie mit der Gewissheit, ein gutes, wirksames Mittel zur Hand zu haben, eine positive Haltung dazu ein.

Das Fundament der Heilkunst ist das Vertrauen zwischen Arzt und Patient. Erst wenn dies aufgebaut ist, wird eine gute Therapie möglich und sich auch der Behandlungserfolg einstellen. Eine Behandlung ohne vertrauensvolle Beziehung führt nicht einmal bei einem berühmten Arzt zum Erfolg.

Das kann man auch über die Therapie und Medikation sagen. Es gibt bei chirurgischen Eingriffen und Medikamenten einen winzigen Unterschied zwischen den Patienten, die an ihren Nutzen glauben, und solchen, die dies nicht tun. Ganz genauso ist es bei der Einnahme von EM-X: Menschen, die ganz begeistert davon sind, dass sie auf etwas ganz Tolles gestoßen sind und volles Vertrauen auf EM-X setzen, werden leichter gute Ergebnisse erzielen.

Kapitel 3

EM-X bei Diabetes und Rheuma

EM-X wirkt bei der Rehabilitation nach einem Schlaganfall

Im ersten Kapitel berichtete ich über die Wirksamkeit von EM-X bei Krebs. In diesem Kapitel möchte ich erläutern, wie EM-X bei anderen Krankheiten wirkt. Beginnen wir bei der Rehabilitation nach einem Schlaganfall.

Der Schlaganfall ist weithin als typische Zivilisationskrankheit bekannt, auch als eine Krankheit mit sehr hoher Sterberate. Ein Schlaganfall tritt ein, wenn der Blutfluss im Gehirn behindert wird. Man unterscheidet den Zerebralinfarkt, bei dem eine Ader im Gehirn verstopft ist, die Hirnthrombose, bei der Blut verklumpt, und die Gehirnblutung, bei der eine Ader geplatzt ist.

Sich von einer solchen Krankheit zu erholen ist kein Kinderspiel. Selbst wenn sie den Schlaganfall überleben, mühen sich sehr viele Patienten in der Rehabilitation sehr ab. Auch wenn sie sich mit allen Kräften anstrengen, können sie nicht wieder so einfach ins Alltagsleben zurückkehren wie gewünscht. Und jeder weiß, dass das dann nicht nur für die Betroffenen selbst, sondern auch für die Familie eine Belastung ist.

Wenn EM-X bei diesen Rehabilitationsmaßnahmen eine Wirkung zeigt, dann ist das ein Hoffnungsschimmer für viele, die an den Spätfolgen leiden, und tatsächlich habe ich bereits viele Berichte von einer solchen Wirkung erhalten.

Einen dieser Berichte, den Brief der Ehefrau von Herrn Toshio Hasegawa (65), möchte ich hier vorstellen. Da dies eine vertrauliche Mitteilung ist, fasse ich hier nur die wichtigsten Punkte zusammen:

„Mein Mann brach mit 62 Jahren, kurz nach seiner Pensionierung, wegen eines Zerebralinfarktes zusammen. Er schwebte in Lebensgefahr, so dass der Arzt mir sogar auftrug, die Familie und die Verwandtschaft zusammenzurufen. Aber er hatte wohl ein starkes Herz und kam mit einer ‚Verwarnung' davon. Trotzdem hatte er unter einer Reihe von Spätfolgen zu leiden: Er war rechtsseitig gelähmt, konnte nicht mehr sprechen, sich nicht mehr an die Vergangenheit erinnern, nicht mehr schreiben oder rechnen.

Nach eineinhalb Jahren wurde er aus dem Krankenhaus in die häusliche Pflege entlassen. Durch eine Bekannte erfuhr ich von EM-X und begann, ihm in etwa ab diesem Zeitpunkt täglich 20 bis 30 ml zu verabreichen. Übrigens, ein Jahr bevor mein Mann den Schlaganfall hatte, wurde ich wegen Darmkrebs operiert, so dass ich selbst auch begann EM-X einzunehmen, parallel zum ionisierten Basenwasser, das ich schon vorher zu trinken begonnen hatte.

Das machte sich bei mir gleich positiv bemerkbar: Ich fühlte mich morgens nach dem Aufstehen immer gut, leicht und frisch. Und auch die Spätfolgen des Schlaganfalls bei meinem Mann nahmen täglich ab. Bald erschien es uns, als ob die anfänglichen Schwierigkeiten zu sprechen, sich an die Vergangenheit zu erinnern, zu schreiben und zu rechnen, nichts als Lug und Trug gewesen waren, denn nun konnte er gut sprechen und auch schreiben. Während der Rehabilitation hat er auch begonnen, den Computer zu benutzen. Und er erinnert sich nun schon besser als ich daran, wie man die sino-japanischen Zeichen (Kanji) schreibt. Seine Genesung ist so wunderbar, dass sogar das Fernsehen bereits zu einem Interview bei uns war. Außerdem erkältet sich mein Mann nun nicht mehr. Selbst wenn alle um ihn herum erkältet sind, fängt er sich keinen Schnupfen ein. Und dazu hat er nun eine bessere Gesichtsfarbe als so mancher gesunde Mensch.

Ich selbst fühle mich seit der Einnahme von EM-X leichter, und noch eins – die Zahnschmerzen, besonders die stechenden Schmerzen an den Zahnwurzeln sind verschwunden. Wenn ich mit EM-X gurgle und es zwei bis drei Minuten im Mund lasse, nimmt das mir seltsamerweise die Zahnschmerzen."

Wie bereits oben erwähnt, habe ich viele Zuschriften wie diese von Frau Hasegawa erhalten. Diese Wirkung kommt daher, dass die starke Antioxidationskraft von EM-X auch die Gehirnzellen aktiviert.

Frau Hasegawa hatte selbst über viele Jahre hinweg ionisiertes Basenwasser getrunken, was meiner Meinung nach sicher auch zur Rehabilitation beigetragen hatte. Auch ionisiertes Basenwasser hat eine antioxidative Wirkung, wenn auch nicht so stark wie EM-X. Hier können wir wieder einmal feststellen, dass die positive Einstellung, alles auszuprobieren, wenn es nur für den Körper gut ist, nicht nur als Krankheitsprävention, sondern auch als ein wichtiges Element in der Genesung von einer Krankheit wirkt.

Und nun zu der Geschichte, dass die Zahnschmerzen nach Beginn der Einnahme von EM-X verschwanden: Auch hier ist kaum zu bezweifeln, dass dies eine Wirkung von EM-X ist. Es gibt sicher Menschen, die es seltsam finden, wenn EM-X bei Zahnschmerzen wirkt, aber wenn man daran denkt, dass sich an den entzündeten Stellen viele freie Radikale befinden, ist der Grund dafür leicht zu verstehen. Da EM-X die freien Radikale entfernt, kann die Entzündung abheilen.

Deshalb wirkt EM-X auch bei allen möglichen Entzündungserkrankungen wie Gastritis (Magenentzündung) oder Lungenentzündung, bei Zahn- oder Gelenkschmerzen. Wenn man zum Beispiel eine Lungenentzündung hat und parallel zu einem Antibiotikum EM-X einnimmt, stellt sich die Heilung um einiges schneller ein.

Vollständige Heilung einer seit 20 Jahren anhaltenden Störung des Geruchssinns

Ich möchte Ihnen hier noch einen Brief eines Patienten vorstellen:

„In der Familie meiner Frau gibt es eine Prädisposition zu Krebs: Ihr Großvater, ihre Großmutter und ihr Onkel starben alle an Krebs. Ihre Mutter ist noch am Leben, aber auch bei ihr hat sich ein Darmkrebs aus einem Magenkrebs entwickelt, so dass sie derzeit mit einem Stoma leben muss. So hat meine Frau (56) als Präventivmaßnahme gegen Krebs im Dezember 1998 EM-X gekauft, und unsere ganze Familie (Mann und Frau, Tochter, Mutter) begann damals, im Tee oder Kaffee immer ein paar Tropfen EM-X zu nehmen.

Allerdings zeigte sich etwa im Februar eine für mich sehr erstaunliche Wirkung. Meine Frau hatte nämlich seit etwa 20 Jahren ohne funktionierenden Geruchssinn gelebt, aber nun begann sie immer öfter zu sagen: ‚Mir scheint, ich rieche etwas.' Zunächst konnte sie den Duft des gemahlenen Kaffees riechen, allmählich kamen die Gerüche des Essens hinzu. Jetzt kann sie fast alle Gerüche unterscheiden und hat nun sogar eine feinere Nase als ich.

Eigentlich hätte ich das vorher schreiben müssen, aber meine Frau hatte schon in jungen Jahren eine schlechte Nase und noch vor etwa 20 Jahren konnte sie dann überhaupt keine Gerüche mehr aufnehmen. 1996 ließ sie sich operativ Nasenpolypen entfernen, aber diese konnten nicht restlos herausgenommen werden, und der Arzt hatte ihr schon gesagt, sie werde wohl für den Rest ihres Lebens nicht mehr riechen können.

In dem Prozess der Wiedererlangung des Geruchssinns haben wir außer der Einnahme von EM-X nichts an unserem Essverhalten geändert und auch keine Therapiemaßnahmen ergriffen. Deshalb kann diese Wirkung nur von EM-X kommen."

Da seine Frau, die seit 20 Jahren ohne Geruchssinn lebte, allein durch die Einnahme von EM-X ihren Geruchssinn zurückbekam, ist es keineswegs übertrieben, wenn man da von einem Wunder spricht. Besonders, da von allen Nervensträngen im Gehirn die Geruchsnerven am schwierigsten zu reaktivieren sind. Wenn die Geruchsnerven nämlich einmal durchtrennt wurden, dann gilt ihre Regeneration als fast unmöglich. Das Gehirn verfügt über zwölf verschiedene Nervenstränge: 1. Geruchsnerv (Geruchssinn), 2. Sehnerv (Sehen), 3. Augenbewegungsnerv (bewegt den Augapfel), 4. oberer Augenmuskelnerv (bewegt den Augapfel), 5. Trigeminusnerv (Wahrnehmungsnerv für das Gesicht), 6. lateraler Augenmuskelnerv (bewegt den Augapfel), 7. Gesichtsnerv (bewegt das Gesicht, Geschmackssinn), 8. Hörnerv (Gehör), 9. Zungen-Rachen-Nerv (parasympathisches Nervensystem der inneren Organe, Schluckbewegungen, Geschmackssinn etc.), 10. Nervus Vagus (Hauptnerv des parasympathischen Systems, Schluckbewegungen, Geschmackssinn etc.), 11. Beinnerv (parasympathisches Nervensystem der inneren Organe, Schluckbewegungen, Geschmackssinn etc.), und 12. Unterzungennerv (Bewegungen der Zunge).

Ein Strang davon sind die Geruchsnerven, von denen es rechts und links jeweils etwa 20 Nerven gibt. Sie sind eine besonders dünne Art von Nervensträngen, die durch die Siebplatte kommen und gegenüber den Nasenmuscheln Synapsen bilden.

Wie schon erwähnt, ist die Regeneration der Geruchsnerven schwierig, wenn sie einmal durchtrennt worden sind, und sie gelten von allen Nervensträngen im Gehirn als diejenigen, die am schwierigsten zu reaktivieren sind. Die Tatsache, dass in diesem Fall die Geruchsnerven sich wieder regenerierten, bedeutet natürlich, dass EM-X auch bei der Regeneration der anderen elf Nervenstränge wirksam sein kann.

Patienten, bei denen zum Beispiel der Gesichtsnerv gelähmt ist oder der Augapfel nicht mehr ganz beweglich ist oder bei denen es Auffälligkeiten in der Bewegung des vegetativen Nervensystems gibt, oder auch die Zunge in der Bewegung eingeschränkt ist, könnte mit EM-X also geholfen werden. Allerdings betrifft dies das periphere Nervensystem, deshalb kann man leider nicht behaupten, dass EM-X den Hirnschlag selbst heilen kann.

Hilft EM-X auch bei Morbus Crohn?

In einem Brief, den ich im vorherigen Kapitel vorgestellt habe, wird auch diese Frage gestellt: „Der Sohn eines Bekannten (25) leidet an Morbus Crohn. Bitte teilen Sie mir mit, ob EM-X auch bei dieser Krankheit helfen kann." Deshalb möchte ich an dieser Stelle meine Gedanken zu dieser Frage ausführen.

Ich denke, nicht viele Leser werden die Krankheit Morbus Crohn kennen, doch ist von dieser Krankheit, von der man kaum hört, doch gar nicht so selten öffentlich die Rede, und auch zu mir kommen häufig Patienten mit dieser Krankheit.

Bei Morbus Crohn entstehen im Dickdarm längliche Geschwüre und die häufigsten Symptome sind Blutungen und Durchfall.

Ursprünglich wusste man nicht, woher diese Krankheit kommt, aber als man in Japan anfing, so häufig Margarine zu essen wie in Deutschland, nahmen die Fälle von Morbus Crohn sprunghaft zu. Deshalb treibt man jetzt darauf aufbauend, dass Margarine die Ursache sein könnte, die Studien voran, und derzeit ist die Theorie von Margarine als Ursache fest verwurzelt.

Ich brauche wohl kaum zu erwähnen, dass Margarine ein Nahrungsmittel auf der Basis von pflanzlichen Fetten ist. Diese pflanzlichen Fette sind von Natur aus nur sehr schwer zu verfestigen, und bei Raumtemperatur härten sie schon mal gar nicht. Also fügt man diesen pflanzlichen Fetten Wasserstoff hinzu, um ihren Schmelzpunkt höher zu setzen und sie auch bei Raumtemperatur fest werden zu lassen. Dieser Wasserstoff wird für die Ursache von Morbus Crohn gehalten.

Um Morbus Crohn vorzubeugen, ist es deshalb am besten, Margarine erst gar nicht zu essen. Soweit möglich sollte man keine Margarine zu sich nehmen.

Nun zu der Frage, ob Morbus Crohn durch EM-X geheilt werden kann. Ehrlich gesagt, kann ich das im Moment nicht mit Sicherheit behaupten. Natürlich kann EM-X zeitweise Entzündungen unterdrücken, da es eine sehr starke antidoxidative Kraft hat, aber charakteristisch für Morbus Crohn ist, dass die Geschwüre kommen und gehen und wenn sie abheilen, sich an der entsprechenden Stelle die Innenwand des Dickdarms wie bei einer Brandnarbe zusammenzieht und dabei der Darm ein Stückchen kürzer wird.

Das heißt, bei der Einnahme von EM-X würden zwar die Geschwüre gut abheilen, aber die große Gefahr neuer Geschwüre ist das eigentliche Problem, so dass es für einen Morbus-Crohn-Patienten zur Vorbeugung vor neuen Geschwüren überaus wichtig wäre, regelmäßig EM-X einzunehmen.

EM-X zeigt eine deutliche Wirkung bei Diabetes

EM-X zeigte auch eine gute Wirkung bei Diabetes. Es senkt die Blutzuckerwerte, aber auch wenn die Blutzuckerwerte nicht sinken, mildert es doch die Spätfolgen dieser Krankheit stark ab.

Der Diabetiker Yoshikazu Yasuaki (72) war gezwungen, morgens und abends Insulin zu spritzen. Nach Einnahmebeginn wurde er nicht nur von den Spritzen erlöst, der Blutzuckerwert stabilisierte sich und das taube Gefühl in den Beinen verschwand. Noch heute nimmt er nur noch EM-X zusammen mit einigen wenigen Medikamenten ein.

Herr Yasuaki kam im September 1996 zum ersten Mal zu mir. Damals kontrollierte er schon seit fünf Jahren seinen hohen Blutzucker mit Insulinspritzen.

Dann nahm er dreimal täglich vor dem Essen jeweils 10 ml EM-X. Nun sind seine Werte auch ohne Insulinspritzen normal bzw. annähernd normal.

Zu Ihrer Information zeigt die folgende Tabelle die Veränderungen seines Blutzuckerspiegels seit Beginn der Einnahme von EM-X. Die Werte wurden jeweils eine Stunde nach der Mahlzeit gemessen.

1996:

22. September	164
28. September	92
5. Oktober	182
8. Oktober	220
26. Oktober	139
2. Oktober	149
9. Oktober	145
16. Oktober	193

1997:

8. Februar	145
8. März	135
23. März	159
29. März	175
12. April	187
14. Juni	158
5. Juli	180
27. September	163

Das sind die Veränderungen der Blutzuckerwerte über etwa ein Jahr hinweg. Liegt er bei leerem Magen über 140, zwei Stunden nach dem Essen über 200, lässt sich das als Diabetes diagnostizieren. Ein Wert von unter 150 eine Stunde nach dem Essen liegt im Normalbereich. Wir sehen hier, dass Herr Yasuaki ohne Insulinspritzen einen stabilen annähernd normalen Blutzuckerwert halten konnte.

Herr Yasuaki nimmt dreimal täglich 10 ml EM-X, hat die Diabetikerdiät eingestellt und isst wie ein gesunder Mensch.

Wann sinken bei Diabetes die Blutzuckerwerte?

Auf diese Weise lässt sich die Wirkung von EM-X bei Diabetes belegen. Tatsache ist jedoch, dass es Menschen gibt, denen es überhaupt nicht hilft, so viel sie auch davon einnehmen. Wo es wirkt, wirkte es jedoch stark. So stark, dass Patienten, die Insulin gespritzt haben, nun darauf verzichten können. Auch Diäten sind nicht mehr nötig und sie können ein ganz normales Leben führen. Andere Patienten machen überhaupt keine Fortschritte. Nicht wenige der Patienten, die bereits EM-X einnehmen, geben auf, weil die Blutzuckerwerte überhaupt nicht sinken wollen.

Selbst wenn der Blutzuckerwert nicht sinkt, tritt bei anderen Symptomen eine Besserung ein. Aber bei Diabetes hofft jeder Patient auf ein Absinken des Blutzuckerspiegels. Arzt und Patient starren nur auf den Blutzuckerwert. Das ist allerdings nicht unbedingt die richtige Einstellung. Diabetes bedeutet aber, dass zu wenig Blutzucker senkendes Insulin vorhanden ist und zu viel Traubenzucker im Blut verbleibt, das Blut verdickt und dann die Adern schädigt. Daraufhin können die Organe nicht mehr ausreichend mit Sauerstoff und Nährstoffen versorgt werden, so dass hier und dort Organschäden auftreten.

Die wesentlichen Folgeerkrankungen von Diabetes sind hier aufgeführt:

Die Erkrankungen der Netzhaut und Nierenschäden sind wohl bekannt, aber dazu gehören noch viele andere Krankheiten, wie Schlaganfall, Angina pectoris, Herzinfarkt, Lungenentzündung, Gallenentzündung, Gallensteine, Blasenentzündung, Impotenz, Muskelschwund, Gefühllosigkeit an den Extremitäten, Schwindelgefühle beim Aufstehen etc. Wenn die Netzhaut angegriffen wird, kann es zur Erblindung kommen, und wenn die Adern brüchig werden und das Blut nicht mehr in alle Bereiche des Körpers vordringt, sterben Zellen ab (Nekrose) und die Beine müssen amputiert werden.

Da die Adern brüchig werden und das Blut nicht mehr in alle Bereiche des Körpers vordringt, weiß man nicht, wo welche Krankheit ausbrechen wird. Oftmals sind die Folgeerkrankungen wesentlich schlimmer als der Diabetes selbst.

Der Blutzuckerwert zeigt den Anteil von Traubenzucker, also den Rohstoff für Energie, im Blut an. Er wird vom Blut durch den Körper transportiert und in den Zellen in Energie umgewandelt. Nimmt man eine Mahlzeit zu sich, so hat jeder von uns Traubenzucker im Blut. Dann wird das Hormon Insulin ausgeschüttet, das den Traubenzucker aus dem Blut entfernt. Fehlt es ganz oder teilweise, verbleibt der Zucker für immer im Blut. Das verschlechtert die Blutqualität und schädigt die Blutbahnen.

Da so auch die Nährstoffe nicht mehr im Körper verteilt werden, kommt es zu Schäden. Diabetes schädigt somit den Körper in zweifacher Hinsicht. Eine Ursache für Diabetes liegt in der genetischen Konstitution eines Menschen, der dann von Geburt an zu wenig Insulin ausschüttet. Das ist die insulinabhängige Form des Diabetes (Diabetes 1). Diese Form macht aber nur 1 % aller Fälle aus; die restlichen 99 % sind die nicht-insulinabhängige Form (Diabetes 2), deren Ursache im übermäßigen Essen, Fettleibigkeit, Bewegungsmangel, maßloser Lebensweise, und Stress etc. liegt.

Diese Form kann man als eine klassische Zivilisationskrankheit bezeichnen, denn die meisten der in letzter Zeit dramatisch zunehmenden Anzahl von Diabetikern gehört zu dieser Gruppe. In Japan sind etwa zwei Millionen Menschen wegen Diabetes in Behandlung. Wenn man darüber hinaus die „Reservearmee" mit einbezieht, so laufen sechs Millionen Menschen in Gefahr, an Diabetes zu erkranken.

Was kann EM-X bei dieser Krankheit erreichen? Ich meine, der hier vorgestellte Fall von Herrn Yasuaki illustriert anschaulich, wie EM-X eine bestimmte oder sogar ungewöhnliche Wirksamkeit entfaltet. Aber wodurch ist dies möglich? Dazu möchte ich im Folgenden meine Überlegungen vorstellen.

Selbst ohne das Absinken des Blutzuckerwertes gibt es eine positive Wirkung

Bei Diabetes steigt der Blutzuckerwert im Blut an. Wie bereits dargelegt, verschlechtert sich in der Folge die Blutqualität, was wiederum zu einer eingeschränkten Versorgung des Körpers mit Traubenzucker führt. Ein weiterer großer Nachteil ist, dass der Traubenzucker im Blut mit dem körpereigenen SOD verklumpt.

Wenn der Traubenzucker am SOD haftet, kann das Enzym seine eigentliche Aufgabe, freie Radikale zu neutralisieren, nicht mehr erfüllen. Nicht nur das: Bei der Zerstörung der Traubenzucker-SOD-Verbindung entstehen weitere freie Radikale. Das heißt, SOD kann nun nicht nur seine ursprüngliche Funktion nicht mehr ausüben, es wird in der Zucker-SOD-Verbindung sogar zum Feind des Körpers.

Diabetes zieht Schäden an der Netzhaut und den Nieren nach sich. Zudem wirkt er auf die Nervenenden und lässt ein Taubheitsgefühl an Händen und Füßen entstehen. Mit Fug und Recht kann man behaupten, dass auch diese Schäden durch die freien Radikale entstanden sind. Die Zugabe eines starken Antioxidans wie EM-X bekämpft nun eben diese bei der Zerstörung der Zucker-SOD-Verbindung entstehenden freien Radikale.

EM-X hält demnach die mit Diabetes verbundenen Folgeerkrankungen auf. Sollte also nach Einnahmebeginn von EM-X der Blutzuckerwert nicht zurückgehen, heißt das noch lange nicht, es ist wirkungslos. Es schützt den Körper vor den Folgeerkrankungen. Wenn die Antioxidationskraft noch weiter gestärkt würde, könnte der Blutzuckerwert aber doch bald sinken, davon bin ich überzeugt.

Wie bereits dargelegt, ist bei Diabetes nicht der hohe Blutzuckerwert zu fürchten. Die hohen Blutzuckerwerte sind nicht die Todesursache. Wirklich beängstigend sind die Folgeerkrankungen.

Wenn Folgeerkrankungen auftreten, wird man blind, die Beine müssen amputiert werden, oder es kommt auch vor, dass die Nierenfunktion sich drastisch verschlechtert und man zur Dialyse muss. Und im allerschlimmsten Fall verstopfen die Adern im Gehirn oder am Herz, es kommt zum tödlichen Zerebralinfarkt oder Herzinfarkt. Deshalb muss man sehr genau die Folgeerkrankungen beobachten. Der Blutzuckerwert ist nur ein Richtwert, um den Gesundheitszustand zu erfassen.

Ehrlich gesagt, sind die Blutwerte nicht sehr nützlich bei der genauen Erfassung des Gesundheitszustandes, denn der Blutzuckerwert zeigt ja nur den Zuckeranteil im Blut an diesem Tag, genauer gesagt nur in diesem Moment an.

Dagegen ist der Hämoglobin A1C-Indikator wirklich nützlich. Dies ist ein Barometer für die Menge an Zucker, die sich mit dem Hämoglobin verbunden hat, er verrät den Gesundheitszustand im gesamten zurückliegenden Monat. Mit einem Blick ist abzulesen, ob es sich um eine schwere oder eine leichte Diabetes handelt, so dass damit auch klar wird, was der Arzt zu verschreiben hat.

Die Patienten, die bei mir Rat suchen, bitte ich deshalb, sich bei ihrem behandelnden Arzt nicht über die Blutzuckerwerte, sondern über den Hämoglobin A1C-Wert zu informieren. Der Normalwert dieses Hämoglobin A1C liegt bei unter 6 %.

In der präventiven Medizin ist die richtige Ernährungsweise wichtig

Auf unserer Welt gibt es im gleichen Lebensumfeld und bei gleichem Lebensstil Menschen, die dabei krank werden und andere, die nicht krank werden. Das gilt auch bei Diabetes. Es gibt Menschen, die viel Stress haben, übermäßig essen und trinken und doch keinen Diabetes bekommen. Gewöhnlich schreibt man diese Tatsache der angeborenen Konstitution zu. Natürlich gibt es auch Fälle, in denen das zutrifft. Aber man sollte dies eher der unterschiedlichen Antioxidationskraft zuschreiben. Alle Krankheiten beruhen auf genetischen Veranlagungen. Gene rufen Krankheiten hervor oder verhindern deren Ausbruch.

Sehen wir uns den Aufbau der Gene doch einmal an: Sie bestehen aus Eiweiß. Genauer gesagt: Aus der Verbindung der vier Elemente Kohlenstoff, Wasserstoff, Sauerstoff, Stickstoff entstehen Aminosäuren. Insgesamt gibt es 20 verschiedene Aminosäuren, von denen acht unverzichtbar sind, aber nicht selbst vom Körper gebildet werden können. Sie können nur über die Nahrung von außen aufgenommen werden. Das bedeutet, unser Körper konstituiert sich aus Eiweiß, von dem ein Teil auf jeden Fall von außen aufgenommen werden muss. Dieses von außen aufgenommene Eiweiß wird in Aminosäuren zerlegt, die dann in körpereigenes Eiweiß umgewandelt werden. Aus diesen vier Baustoffen werden 20 Arten von Aminosäuren erschaffen. Aus der Kombination dieser Aminosäuren können etwa 100.000 verschiedene Eiweißtypen gebildet werden.

Wie viel von jedem Eiweiß produziert wird, hängt von den Genen ab. Und weil auch die Gene aus Eiweiß bestehen, ist es nicht zu weit hergeholt, wenn man behauptet, dass das Eiweiß der wichtigste Ernährungsfaktor für den Körper ist. Die Grundkonstruktion der Gene ist bei jedem Menschen die gleiche. Das Vertrackte ist allerdings, dass die Details sich von Mensch zu Mensch unterscheiden. Das ist genauso wie mit dem Gesicht: Die Grundkonstruktion ist gleich und dennoch gibt es keine zwei völlig identischen Gesichter.

So unterscheidet sich geringfügig auch die Fähigkeit der Menschen, die Eiweiße der Gene herzustellen. Nehmen wir einmal an, es gäbe die verschiedenen Eiweißarten Typ A, B, C, D, E und F. Bei einer Person ist

z. B. das Gen zur Herstellung des Typen F schwach ausgebildet, und handelt es sich zufällig um ein essentielles Eiweiß, wird dieser Mensch dort seine Schwachpunkte haben.

Das Hormon namens Insulin ist ebenfalls ein Eiweiß. Sind dessen befehlssteuernde Gene zu schwach, kann das Insulin nicht richtig produziert werden, und der Mensch wird zuckerkrank. In diesem Falle handelt es sich um die insulinabhängige Form von Diabetes. Es kann aber auch durch erworbene Ursachen zu Diabetes kommen, wenn die insulinherstellenden Gene geschwächt oder beschädigt werden. Das ist zum Beispiel der Fall, wenn die Versorgung mit Eiweiß unzureichend oder der Rohstoff von schlechter Qualität ist. Mit zunehmendem Alter werden die Menschen wählerisch beim Essen und die Nahrungsmenge nimmt ab. Dadurch kommt es auch vor, dass die Eiweißversorgung ungenügend wird. Oder es werden durch übermäßiges Essen und Trinken besonders viele freie Radikale freigesetzt, welche die Insulin produzierenden Gene beschädigen.

Auch einseitige Ernährung kann die Bildung von Proteinen behindern. Außerdem sind Vitamine und Mineralien als Hilfsstoffe unentbehrlich. Ihr Mangel behindert die Eiweißbildung. Es gibt heutzutage eine beträchtliche Anzahl von Menschen, bei denen ein Zuviel an Stress und ungesunder Lebensweise zu einem Überschuss an freien Radikalen führt.

Deshalb ist es für die Prävention von Diabetes überaus wichtig, einen ausgewogenen Lebensstil mit ausreichend Schlaf und gesundem Essen zu pflegen. Ich habe zum Beispiel oben ausgeführt, dass bei Diabetes die Adern brüchig werden, aber um diesem vorzubeugen oder die Adern wieder zu regenerieren, spielen wiederum die Essgewohnheiten eine wichtige Rolle. Wenn ich das Brüchigwerden der Adern kurz erklären darf: Dies passiert, weil die Elastin genannten elastischen Fasern ihre ursprüngliche Elastizität verlieren. In diesem Fall verschreiben die meisten japanischen Ärzte oral einzunehmendes Elastin, das als Venenmittel zum Beispiel gegen Venenverhärtung bekannt ist. Aber die Logik dahinter verstehe ich nicht so richtig.

Wenn ich dazu meine Meinung äußern darf, so wäre es doch am besten, das Rohmaterial für die Herstellung von Elastin zu essen. Wenn man einfach Elastin einnimmt, hat das auf lange Sicht nur Nachteile, weil der Mensch ja selbst Elastin herstellen kann. Wenn man also von außen

Elastin zuführt, sabotiert man damit die eigene Elastin-Produktion, und das führt zu einer Verschlimmerung der Krankheit.

Diese Tatsache trifft genauso auf das Insulin zu: Wenn man als Diabetiker Insulin spritzt, sabotiert man damit die Insulin produzierenden Langerhans'schen Inseln in der Bauchspeicheldrüse, und allmählich nimmt dann die eigene Fähigkeit, Insulin zu produzieren, ab.

Genau deswegen sind die Essgewohnheiten wichtig, um hohen Blutzuckerwerten und Venenverhärtung vorzubeugen. Aber was sind die Rohmaterialien, aus denen Elastin produziert wird? Es sind gutes Eiweiß, Vitamin A und Vitamin C. Und die Rohstoffe für die Insulinproduktion sind wiederum gutes Eiweiß, Mineralien und Vitamine.

Im Kapitel 4 werde ich ganz konkret darauf eingehen, in welchen Lebensmitteln wie viele von diesen Rohmaterialien enthalten sind.

Sind freie Radikale auch die Ursache für Rheuma und Rückenschmerzen?

EM-X zeigt auch Resultate bei schmerzhaften Erkrankungen. Das beruht auf der Tatsache, dass zum Dämpfen der Schmerzen die Antioxidationswirkung unentbehrlich ist.

Als Beispiel für eine solche schmerzhafte Erkrankung kann Rheuma gelten. Hier sammeln sich in den Gelenken der Patienten viele freie Radikale an. Da diese von EM-X neutralisiert werden, hören dann die Schmerzen auf.

Drei Jahre lang war Frau Sayo Fujimoto (68) von fünf Ärzten behandelt worden, ohne dass ihre Rückenschmerzen geheilt werden konnten. Als sie in meine Klinik kam, stellten wir durch eine Röntgenaufnahme fest, dass am 1. und 2. Lendenwirbel eine durch Druck hervorgerufene Knochenfraktur vorlag. Wir ließen ein Korsett anfertigen. Zusätzlich nahm sie Kalzium, Milchsäure und schmerzstillende Medikamente zusammen mit EM-X ein.

Sie begann mit jeweils 10 ml morgens, mittags und abends. Nach sieben Tagen wurde die Menge auf 20 ml erhöht. Und das Resultate war: Nach einem Monat hatten die Schmerzen aufgehört. Drei Jahre lang Pein, und nun war alles nach nur einem Monat vorbei.

105

Wodurch entstehen Rückenschmerzen? Die Ursache liegt in einer Muskelschwäche. Zwischen den Wirbelknochen liegen Knorpel, und darum herum liegen Muskeln, die den Knochenbau stützen. Sind diese Muskeln stabil, kommt es äußerst selten zum Bruch oder zu einer Verschiebung. Und sollte es einmal durch äußere Gewalteinwirkung vorkommen, dann ist es längst nicht so schmerzhaft.

Mit zunehmendem Alter nimmt jedoch die Muskelkraft ab. Brüche und Verschiebungen können leichter entstehen und auch Schmerzen treten häufiger auf. Unzählige Menschen mit solchen Rückenschmerzen bevölkern unseren Planeten. Gegenmaßnahme Nr. 1 muss die Stärkung der Muskeln sein. Und was tut man dafür am besten?

Muskeln sind Eiweiße. Daher sollte man viel gutes Eiweiß essen und auf seine Essgewohnheiten achten, damit kein Eiweißmangel entsteht. Zudem sind Vitamine für den Muskelaufbau unentbehrlich. Auch diese sollten in ausreichender Menge zugeführt werden.

Ferner ist Bewegung wichtig. Übertriebene sportliche Bewegung jedoch ist wiederum Ursache für freie Radikale. Um die natürlichen Abwehr- und Immunkräfte zu steigern, bedarf es einer sportlichen Betätigung in Maßen. Schnelles Gehen reicht völlig, um den Körper zu bewegen und den Muskeln Anreize zu verschaffen. Während des Schlafens bauen sich dann die Muskeln auf.

Sind bereits Rückenschmerzen vorhanden, könnte man, selbst wenn man wollte, keinen Sport treiben. Das ist ein Teufelskreis, der die Muskeln weiter schwächt und zudem die Entwicklung freier Radikale fördert. Wir gehen richtig in der Annahme, dass genau dort, wo es schmerzt, eine große Anzahl von freien Radikalen entsteht. EM-X kann diesen Schmerz ohne jegliche Nebenwirkung beseitigen – eine wunderbare Methode!

Auch Verspannungen in den Schultern können auf diese Weise betrachtet werden: Der Kopf ist erstaunlich schwer, er macht etwa ein Zehntel des gesamten Körpergewichts aus. Ein 60 kg schwerer Mensch trägt etwa 6 kg auf seinen Schultern. Aufgrund der Belastung sammelt sich Milchsäure, die Substanz der Ermüdung, in den Muskeln, was zu Verhärtungen und Verspannungen der Schultern führt. Doch auch hier kann durch die Einnahme von EM-X eine Lösung herbeigeführt werden.

Im Falle von Frau Tomoko Nagai (58), die schon seit fünf Jahren an Gelenkschmerzen litt, verschwanden diese bereits drei Tage nach Einnahmebeginn. Es war ja auch kein schwerer Fall von Gelenkschmerzen, da sie weder mit Entzündungen noch mit Veränderungen einhergegangen waren, aber dieser Fall zeigt uns: Je früher man mit der Einnahme von EM-X beginnt, desto größere Wirkung zeigt es.

Krebs ist ebenfalls oft sehr schmerzhaft. Eine 80-jährige Patientin war an Bauchspeicheldrüsenkrebs erkrankt. Diese Krebsart ist sehr schmerzhaft und in ihrem Fall führten die Rückenschmerzen zur Entdeckung des Krebses. Die Untersuchung zeigte ihren schlechten Zustand auf: „Da kann man nichts mehr machen. Die Lebenserwartung liegt bei drei bis sechs Monaten", lautete die Diagnose.

Die Patientin ließ man im guten Glauben, es läge bei ihr eine chronische Entzündung der Bauchspeicheldrüse vor. Nur ihre Familie wusste, dass es Krebs war. Alles, was der Familie noch blieb, schien das Warten auf den Tod zu sein. Das Schlimmste waren die Schmerzen, gegen die kein Schmerzmittel mehr half. Da erfuhren die Angehörigen von EM-X und beschafften es sich. Sie verabreichten es der Patientin als „ein immunstärkendes Medikament" in der hohen Dosis von einer Flasche (0,5 l) in drei Tagen.

Die größte Veränderung nach Einnahmebeginn waren die nachlassenden Schmerzen. Bis dahin hatte man ihr noch schmerzstillende Zäpfchen in der zwei- bis dreifachen Menge der üblichen Dosis gegeben, aber dann hörten die Klagen über Schmerzen auf. Nach sechs Wochen lobte die Patientin, die bis dahin sich immer über den fehlenden Geschmack der Mahlzeiten beschwert hatte, das Essen als wohlschmeckend. Sie lag nicht mehr nur im Bett, sondern stand auf, übte sich in Kalligraphie und rezitierte Gedichte. Ja, sie ging sogar wieder aus zum Karaokesingen. Jetzt, nach sechs Monaten der Einnahme von EM-X, ist sie so munter, dass man nicht vermuten würde, dass sie Bauchspeicheldrüsenkrebs im Endstadium hat.

Ihr behandelnder Arzt, der damals eine ständige Zunahme der Schmerzen prognostiziert hatte und bei stationärer Behandlung Morphium spritzen wollte, meinte, sie habe höchstens noch sechs Monate zu leben. Aber im Gegenteil – die Patientin leidet nicht mehr an Schmerzen, sondern wird von Tag zu Tag munterer. Ich weiß nicht, wie es weitergehen wird, aber dies ist ein gutes Beispiel für die schmerzstillende Wirkung von EM-X!

Die Wirksamkeit von EM-X, wenn nicht operiert werden soll

Vor etwa einem Jahr fragte mich Frau Emi Aoyama (28) wegen einer Blinddarmentzündung bzw. wegen der bevorstehenden Operation um Rat. Mit der Blinddarmentzündung ging ein hohes Fieber einher, und sie sagte, dass sie auf keinen Fall operiert werden wolle. Sie fragte also an, ob es nicht einen Weg gäbe, die Operation zu umgehen.

Eine Blinddarmoperation ist unter all den Operationen eine wirklich einfache Sache, und auch die dabei entstehenden freien Radikale sind im Vergleich etwa zu einer Krebsoperation zahlenmäßig sehr gering. Doch einer so jungen Frau in ihren Zwanzigern eine Operation zu empfehlen, ist nicht einfach, da sie bleibende Narben vermeiden möchte.

Also sagte ich ihr, dass ich für eventuelle Komplikationen keine Verantwortung übernehmen könne, aber sie solle drei Tage lang jeweils 100 ml EM-X einnehmen. Und tatsächlich – nach drei Tagen waren sowohl die Schmerzen als auch das Fieber abgeklungen. Wenn Schmerzen und Fieber verschwunden sind, kann man das als Zeichen für eine Heilung werten. Ich wies sie also an, weitere zehn Tage lang jeweils 40 ml einzunehmen. Seitdem habe ich keine Nachrichten mehr von ihr, so dass ich annehme, sie ist vollständig geheilt.

Zu Beginn dieses Kapitels habe ich erwähnt, dass EM-X sehr wirkungsvoll bei Entzündungen aller Art, wie Blinddarmentzündung, Lungenentzündung oder Magenentzündung ist, und mit diesem Beispiel kann die Wirksamkeit bei Blinddarmentzündung belegt werden. Ich brauche wohl nicht mehr extra auszuführen, dass dies an der antioxidativen Wirkung liegt.

Auch Keiko Matsushita (33) konnte ohne Operation eine Krankheit überwinden. Im Falle von Frau Matsushita handelte es sich um ein Uterusmyom. Wenn ein solches Uterusmyom groß wird, ruft es Bauchschmerzen hervor oder die Monatsblutung wird sehr stark, aber solange keine Beschwerden damit einhergehen, kann man diesen Tumor auch einfach lassen. Allerdings ist es bei großen Tumoren üblich, gleich die ganze Gebärmutter zu entfernen.

Auch Frau Matsushita riet man nach einer Untersuchung zu einer Operation, so dass man sich gut vorstellen kann, wie groß der Tumor wohl schon geworden war. Frau Matsushita sagte, sie wolle ohne Operation geheilt werden. Nachdem ich ihr geraten hatte, täglich dreimal 60 ml EM-X einzunehmen und abzuwarten, erhielt ich drei Monate später die Nachricht, dass der Tumor sich um die Hälfte verkleinert hatte.

Da durch die Einnahme von EM-X schon häufiger Krebsgeschwüre an der Gebärmutter kleiner geworden oder gar ganz verschwunden waren, dachte ich mir schon, dass es auch bei einem Uterusmyom wirken würde, und das Ergebnis war ganz wie erwartet.

Ich glaube, dass viele der Frauen, bei denen anlässlich einer frauenärztlichen Untersuchungen ein Uterusmyom diagnostiziert wird, noch unverheiratet sind oder nun bald Kinder haben möchten. Für solche Frauen ist das Beispiel von Frau Matsushita bestimmt eine frohe Botschaft, dass sie nämlich durch die Einnahme von EM-X eine Operation vermeiden können.

Kann man mit EM-X auch Demenz vorbeugen?

Aus den bisherigen Krankheitsfällen weiß ich, dass EM-X bei Parkinson und anderen Erkrankungen des zentralen Nervensystems wirksam ist. Im Gehirn gibt es einen sogenannten Nucleus basalis. In einem Teil davon, der Substantia nigra (Soemmering-Ganglion), wird der Botenstoff Dopamin produziert. Man nimmt an, dass die Parkinson'sche Krankheit ausbricht, wenn aus irgendwelchen Gründen diese Zellen geschädigt und in ihrer Fähigkeit zur Erzeugung des Dopamins eingeschränkt sind. In der Folge stellen sich unaufhörliches Zittern und Sprachverlust, Einschränkung der Bewegungsfähigkeit und schließlich eine Form von Demenz ein.

Was sind nun die Gründe für die Schädigung der Zellen der Substantia nigra, in der das Dopamin hergestellt wird? In jüngster Zeit gewinnt die These von der Entstehung durch Einwirkung der freien Radikale an Einfluss. Das Gehirn ist – genauso wie die Leber – eines der Körperteile mit dem höchsten Sauerstoffverbrauch. Es verbraucht 18 bis 20 % des durch die Atmung aufgenommenen Sauerstoffs. Ein solch hoher Verbrauch begünstigt eine erhöhte Menge an freigesetzten freien Radikalen. Mehr als andere Organe kann das Gehirn dadurch geschädigt werden. Und im Gehirn ist das Limbische System des Großhirns der stärkste Verbraucher von Sauerstoff.

Charakteristisch für das menschliche Hirn ist die Großhirnrinde. Dort ist der Sitz für menschliche Vernunft und Intelligenz. Im Limbischen System liegt die Steuerung für die Bedürfnisse wie Appetit und Sex sowie auch für Freude, Groll, Trauer und Gefühle aller Art. Sie verbraucht noch weit mehr Sauerstoff als das Intelligenzzentrum.

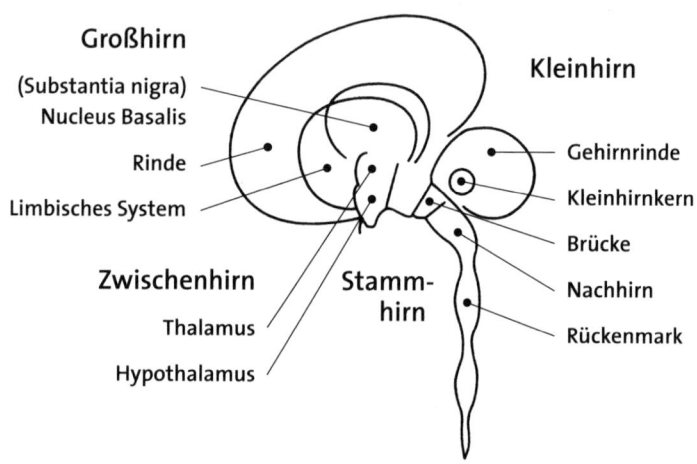

Schaubild 1: Die Struktur des Gehirns

Wie Sie in Schaubild 1 sehen können, liegt die Substantia nigra im Mittelhirn. Gerade dieser Bereich wird besonders leicht durch freie Radikale geschädigt.

Als wir Parkinson-Patienten EM-X verabreichten, wurde uns sehr häufig berichtet, dass die Symptome sich gebessert hatten.

In der modernen Medizin gilt Parkinson als eine der unheilbaren Krankheiten, doch ich hatte das Gefühl, dass EM-X eine gute Wirkung haben könnte. Da Parkinson schließlich zu einer Demenz führt, dürfte allerdings eine Einnahme von EM-X über einen längeren Zeitraum hinweg notwendig sein.

Sind die Gehirnzellen einmal abgestorben, können sie nicht wieder zum Leben erweckt werden. Früher behauptete man, dass es für das Gehirn keine Stammzellen (Zellen, aus denen sich später Gehirn, Leber, Gebärmutter, Lunge, Herz, Nieren etc. bilden) gibt, aber in letzter Zeit ist eine kleine Anzahl solcher Stammzellen entdeckt worden, so dass man große Hoffnungen für eine Revitalisierung der Gehirnzellen hegt. Da die Studien in diesem Bereich in rasantem Tempo vorangetrieben werden, könnte schon in weniger als zehn Jahren die Revitalisierung von Gehirnzellen in der modernen Medizin möglich sein.

Da auch Fortschritte in den Studien zu einer möglichen Revitalisierung des Gehirns durch Transplantation von Lungenzellen, die für alle Arten von Zellen verwendbar sind, gemacht werden, kann man meines Erachtens in der Frage nach der Revitalisierungsmöglichkeit des Gehirns zukünftig große Fortschritte erwarten.

Wenn es um den Einfluss von EM-X auf das Gehirn geht, so kann ich aus eigener Erfahrung sagen, dass nach Beginn der Einnahme von EM-X eine der Wirkungen darin bestand, dass ich mehr Alkohol vertrug. Das liegt meines Erachtens daran, dass die Fähigkeit der Leber, Alkohol abzubauen, sich verbessert hatte. Die andere starke Wirkung auf ein subjektives Symptom zeigte sich darin, dass sich das benebelte Gefühl im Kopf wie Dunst an einem sonnigen Tag auflöste. Gerade auch Menschen jenseits der mittleren Jahre werden solche subjektiven Gefühlssituationen vielleicht auch schon erlebt haben. In einem klaren Kopf sind die Gehirnzellen aktiviert. Deshalb glaube ich, dass EM-X eine solche Wirkung auf das Gehirn hat.

Da das Gehirn ein äußerst wichtiger Teil des menschlichen Körpers ist, muss um jeden Preis vermieden werden, dass etwas von außen eindringt. Der Körper hat dazu die Blut-Hirn-Schranke eingerichtet. Je nach Gelegenheit werden im Körper neben Traubenzucker auch Fett und Eiweiß in Energie umgewandelt, das Hirn allerdings kann nur Traubenzucker in Energie verwandeln. Bei Patienten mit hohem Medikamentenkonsum strömen große Mengen gelöster Bestandteile dieser Mittel ins Gehirn und beeinflussen die Zellen negativ. Auch Alkohol, Verdünnungsmittel, Bleiverbindungen oder andere gefährliche Substanzen bewirken eine Veränderung, so dass das Gehirn geschützt werden muss.

EM-X scheint aber leicht Zugang zum Gehirn zu finden und kann die Gehirnzellen neu beleben. Gerade Japan an der Schwelle zu einer vergreisenden Gesellschaft wird sich auch auf die Problematik von bettlägerigen Alten und Demenzkranken einstellen müssen. 20 % aller über 70-jährigen leiden an Demenz, d. h. derzeit leiden bereits zwei von zehn Personen dieser Altersgruppe an diesem Zustand.

111

Wir müssen uns Hilfe für die bereits betroffenen Personen einfallen lassen. Aber am besten wäre es, wenn die Demenz erst gar nicht einträte. Die zweitbeste Lösung ist ein Mittel, das diesen Menschen wenigstens etwas Besserung bringen würde. EM-X kann einen Betrag zur Vorbeugung und Behandlung von Demenz leisten.

Tests mit EM-X bei Frauen mit Bulimie (Ess-Brech-Sucht)

In meinem Krankenhaus erreichte mich auch folgender Brief, in dem eine Mutter von ihrer an Bulimie leidenden Tochter berichtet. Ich glaube, es gibt heutzutage nicht wenige Menschen mit ähnlichen Problemen, deshalb möchte ich diesen Fall hier kurz umreißen.

„Ich möchte Sie um einen Rat für meine (älteste) Tochter bitten. Sie ist im Januar 1976 geboren. Es war eine normale Geburt und in den folgenden Jahren entwickelte sie sich völlig normal. Mit fünf Jahren bekam sie Windpocken, mit sechs Mumps und Röteln. Bis zum Abschluss der Grundschule wurde sie außer einer leichten Erkältung nie krank.

Mit zwölf (Ende der 6. Klasse) setzte die Menstruation ein; mit dreizehn setzte sie wieder aus und ist bis heute nicht mehr aufgetreten. Wir wissen nicht warum. Unsere Tochter hat seitdem auch keine guten Freundinnen mehr gehabt. Die Mittel- und Oberschule durchlief sie ohne Fehlzeiten. Nur beklagten sich die Lehrer häufig darüber, sie würde im Unterricht nur schlafen. Wie durch ein Wunder bestand sie dann die Aufnahmeprüfung an ihrer Wunschuniversität. Sie zog von zu Hause aus und in ein Studentenwohnheim. Im Sommer des ersten Studienjahres äußerte sie den starken Wunsch abzunehmen. Sie versuchte unterschiedlichste Diäten, doch die bewirkten nur das Gegenteil. Vor vier Jahren verfiel sie endgültig der Bulimie. Seitdem isst sie Tag und Nacht bis zum Erbrechen. Wir als Eltern machen uns darüber Sorgen, dass das Problem der ausbleibenden Monatsblutung noch ungelöst ist und dazu nun noch die Bulimie kommt.

Ein solcher Zustand hinterlässt bei uns Eltern ein Gefühl von Unzulänglichkeit, übertriebenen Hoffnungen auf Grund von Dummheit, gestörter Kommunikation, Mangels an echten Gefühlen. Wir möchten nun zwar, dass unsere Tochter die jetzige Situation überwindet, haben aber keine Vorstellung davon, wie das gehen sollte.

Bislang haben wir Rat bei Psychologen, Ratgebern, Selbsthilfegruppen und Kirchen gesucht. Die junge Frau selbst entwickelte aber keinen eigenen Willen, von ihrer Krankheit wegzukommen. Dann erzählte uns irgendjemand von EM-X, und so dachten wir, dass dies vielleicht der richtige Weg zur Rettung sei."

Psychische Krankheiten können in drei Typen unterschieden werden: Schizophrenie, manisch-depressive Psychosen und virusbedingte Formen. Ich habe diese junge Frau nur einmal gesehen. Bei ihr ist die Bulimie weniger eine Geisteskrankheit, ich halte sie vielmehr eher für eine Art Störung des vegetativen Nervensystems. Es gibt verschiedene Ursachen dafür, wie zum Beispiel psychischer Druck und der Verlust des hormonalen Gleichgewichts. Aber könnte nun EM-X bei dieser Krankheit tatsächlich wirksam sein?

Ich war interessiert daran herauszufinden, wie EM-X bei psychischen Krankheiten wirkt, aber da ich EM-X bisher noch nicht in diesem Bereich angewandt hatte, konnte ich nichts darüber aussagen.

Die junge Frau wies ich an, dreimal täglich 20 ml einzunehmen, aber leider brach sie die Behandlung ab. Daher ist die Frage noch immer nicht beantwortet, welche Wirkung EM-X auf Bulimie und ähnliche Krankheiten hat.

Nur eines macht mich in diesem Bezug nachdenklich: Ich habe beobachten können, dass Tiere, die EM oder EM-X bekommen, tatsächlich ganz friedlich sind, was man auch an ihrem zufriedenen Gesichtsausdruck sehen kann. Als ich die Weiden der Gemeinde Takamatsu besichtigte, machten die Rinder einen viel ausgeglicheneren Eindruck, als ich es von anderen kannte. Obendrein war beeindruckend, dass es keine Fliegen gab, da ihre Ställe mit EM behandelt wurden und dem Trinkwasser EM beigegeben wurde.

Haben Menschen mit den Tieren nicht vieles gemeinsam? Beide sind säugende Lebewesen. Wenn die Rinder durch EM ruhig werden, so müsste es doch auch beim Menschen möglich sein, ihm mit EM-X psychisch zu helfen.

Sichtbare Besserung bei einer durch Überbelastung hervorgerufenen Angina pectoris

Ein Universitätsprofessor wurde aufgrund von Arrhythmie und Angina pectoris ins Krankenhaus eingeliefert. Dies war eine gute Gelegenheit für eine gründliche Untersuchung. Dabei wurde bei ihm Speiseröhrenkrebs diagnostiziert, der bald darauf operiert wurde. In diesem Fall war der Krebs noch nicht sehr weit fortgeschritten, so dass eine neue Technik angewendet werden konnte: Während einer Endoskopie wurde die vom Krebs befallene Schleimhaut sauber abgetragen.

Bald darauf klagte er über Halsschmerzen wie bei einer Erkältung. Diesmal war es jedoch Mundhöhlenkrebs. Wieder riet der Chirurg zur Operation, was aber das Entfernen der Zunge bedeutet hätte. Da der Patient Spezialist für Fremdsprachen war, lehnte er aufgrund der zu erwartenden Sprachbehinderung ab und entschied sich für eine Strahlentherapie.

Die Behandlung, bei der ein mit radioaktiven AU-Gray-Strahlen angereichertes Goldstück in die Wange gegeben wird, verlief zunächst erfolgreich. Aber der Patient hatte schon zweimal Krebs gehabt, und außerdem eine Herzkrankheit: Es war natürlich zu befürchten, dass durch diese schwere Belastung fast des gesamten Körpers der Krebs wieder ausbrechen würde. Aufgrund dieser Lage und der düsteren Aussichten begann der Patient schließlich, EM-X einzunehmen. Inzwischen ist seine Gesundheit trotz der anfänglichen Sorge seiner Angehörigen wieder völlig hergestellt.

In diesem Fall zeigte EM-X seine ganze Wirkkraft. Hier gewinnt die Frage nach der persönlichen Einstellung eine tiefere Bedeutung. Die Diagnose „Krebs" löst bei manchen Menschen einen tiefen Schock aus, bei anderen ist die Reaktion nicht so stark. Die Antwort dieses Patienten war ein ziemlich gefasstes „Ach ja?".

Als das zweite Mal Krebs diagnostiziert wurden, nämlich Mundhöhlenkrebs, gab ihm der Arzt zu verstehen, dass dieser vom vielen starken Alkohol käme. Der Kranke antwortete, dass er durch diese Tatsache den lang gehegten Wunsch verwirklichen könne, mit dem Trinken aufzuhören.

Er musste nun zwei Wochen in einem luftschutzbunkerähnlichen Zimmer für die Strahlenbehandlung verbringen. So etwas stehen viele Patienten psychisch nicht durch. Aber in seinem Falle bot sich die günstige Gelegenheit, die gesammelten Werke von Junichiro Tanizaki zu lesen. Bei jemandem, der alles nicht zu ernst nimmt, wirkt EM-X besonders gut.

Als Beispiel für die wirkungsvolle Behandlung mit EM-X bei Herzkrankheiten wie Angina pectoris durch Überbelastung möchte ich den Fall der 61-jährigen Patientin Kayo Sawada anführen. Bei ihr diagnostizierte eine Universitätsklinik eine Angina pectoris durch Überbelastung.

Bei Angina pectoris tritt im Herzmuskel eine kurzfristige Unterversorgung mit Blut auf. Die Folge sind akute Brustschmerzen.

Man kann grob zwei Arten der Angina pectoris unterscheiden: Die eine Art tritt bei Bewegung und beim Arbeiten auf, die andere in Ruhephasen. Bei Frau Sawada handelte es sich um die erste Art. Verhärtete Arterien, die den Herzmuskel mit Nährstoffen versorgen sollen, sind beschädigt, was zu einer mangelnden Blutzufuhr führt.

Akute Anfälle führen zu heftigen Schmerzen, Druckgefühl in der Brust, Sodbrennen und Atembeschwerden. Als Behandlungsmethode bietet sich Nitroglyzerin (unter die Zunge) oder eine Bypass-Operation an. Bei Frau Sawada wurde keine Operation durchgeführt. Sie hatte bereits lange Jahre unter Anfällen gelitten, bevor sie das erste Mal in unser Krankenhaus kam. Hier klagte sie über ein Schlaffheitsgefühl des ganzen Körpers.

Sie begann mit einer täglichen Menge von 20 ml EM-X. Nach etwa drei Monaten hatte sich ihr Zustand bereits sichtbar gebessert. Da es keine negative Wirkung hatte, wenn sie die Medikamente, die sie in der vorherigen Behandlung verschrieben bekommen hatte, nicht nahm, setzte sie sie ab. Bis heute, hat sie keinen einzigen Anfall mehr gehabt. Elektrokardiogramm und Blutuntersuchungen zeigten keine auffälligen Befunde mehr.

Daraus können wir folgern, dass EM-X bei Herzkrankheiten, die von Gefäßverhärtungen herrühren, bei Bluthochdruck und Schlaganfall ebenfalls wirksam ist.

Warum wirkt EM-X bei Menschen in den Entwicklungsländern besser?

Noch ein Bereich, in dem EM-X überraschende Wirkung zeigt, sind Allergien wie zum Beispiel bei atopischer Dermatitis. Die Ursachen für atopische Dermatitis sind vielfältig. Eine der Ursachen ist zum Beispiel eine genetisch veranlagte Reaktion auf bestimmte Nahrungsmittel und Stoffe, die eine Allergiereaktion (Rhinitis, Asthma, Hautentzündungen) verursachen. Eine solche allergische Reaktion ist auch die mit heftigem Juckreiz verbundene atopische Dermatitis.

Ihre Symptome zeigen sich oftmals bereits in den ersten Lebensmonaten. Manchmal wird sie chronisch und ist dann auch im Erwachsenenalter nicht mehr heilbar. Neben der genetischen Disposition sind dafür Veränderungen in den Essgewohnheiten, Verschlechterungen der Umweltbedingungen oder im Lebensstil etc. verantwortlich.

Nach dem Krieg begannen die Japaner in großem Umfang Fleisch und Milchprodukte zu essen. Die physische Disposition der Japaner ist jedoch nicht auf langjährigen Fleischkonsum angelegt. So zeigte bald eine ganze Reihe von Menschen Symptome der atopischen Dermatitis. Des Weiteren hängt diese sicher auch mit der Aufnahme von giftigen chemischen Substanzen durch den verstärkten Einsatz von Pestiziden und Kunstdünger sowie Lebensmittelzusätzen zusammen.

Einen Auslöser von Allergien nennt man Allergen. Mehr als 90 % aller Patienten mit atopischer Dermatitis leiden an einer Lebensmittelallergie. Die wichtigste Frage ist demnach die nach den Essgewohnheiten. Zur Behandlung werden Steroide (Hormone der Nebennierenrinde) eingesetzt. Die Wirkung ist aber nur temporär, die Behandlung wird eher noch schwieriger, so dass die Verwendung einer großen Menge von Steroiden zu vermeiden ist. Darüber hinaus gibt es keine andere Therapie, so dass nichts anderes bleibt, als das Allergen zu meiden. Unter diesem Widerspruch leiden heutzutage auch sehr viele Menschen.

Ich habe viele Rückmeldungen darüber bekommen, dass EM-X auch hier helfen kann. Neben der oralen Einnahme kann EM-X auch direkt auf die erkrankte Stelle aufgetragen, in Creme gemischt, als Zusatz ins Badewasser gegeben oder auf vielerlei andere Weise verwendet werden.

Auch bei anderen Hautkrankheiten sowie anderen Allergiekrankheiten wie Asthma und Heuschnupfen kann EM-X großartige Erfolge verbuchen. In jüngster Zeit versuchen wir im klinischen Bereich, unter Weglassung von Steroiden EM-X als Eckpfeiler einer Therapie mit Diät zu etablieren.

Es gibt eine interessante Geschichte über EM-X und Allergien: Sie trug sich zu, als Dr. Ghoneum, der seine Forschungsergebnisse über die Wirkung von EM-X bei Immunkrankheiten veröffentlicht hatte, nach Ägypten zog. Sein Sohn entwickelte Asthma und verlangte von seinen Eltern flehentlich, „dringend etwas zur Heilung zu unternehmen". Die Ursachen für Asthma sind vielfältig. Die moderne Medizin vermag lediglich, Anfälle zu beruhigen, verfügt aber sonst über keine weiteren Behandlungsmöglichkeiten. Nachdem der so bedrängte Dr. Ghoneum damals dem Sohn das EM-X, das er zufällig zur Hand hatte, gab und vorschlug, es einmal damit zu versuchen, schlief der Sohn ohne auch nur einmal zu husten die Nacht durch. Dieses unerwartete Resultat steigerte sein Ansehen und ließ ihn zu einem berühmten Arzt werden. Dr. Ghoneum selbst war von diesem unerwarteten Erfolg überrascht und er widmete sich nun intensiv der Erforschung von EM-X. Es scheint also, als ob EM-X durch seine Antioxidationskraft eine positive Wirkung auf Allergien einschließlich der atopischen Dermatitis habe.

Ich möchte hier den Fall des Asthmapatienten Shuuichi Okatani (69) vorstellen. Herr Okatani hatte seit 1971 an Asthma gelitten. Bei Anfällen spritzte er Neophilin intravenös. Auch er wollte es mit EM-X versuchen. Ich wies ihn an, täglich 30 ml einzunehmen; Einnahmebeginn war Februar 1995. In der Folge ging die Zahl der Anfälle zurück; nach etwa einem Jahr hörten sie vollständig auf. Während dieses Zeitraums nahm Herr Okatani keine weiteren Medikamente, sondern verließ sich ganz auf EM-X.

Ich behaupte nicht, dass EM-X bei atopischer Dermatitis und Asthma sofort wirkt. Zwar war das beim Sohn von Dr. Ghoneum der Fall, aber leider ist es in der Mehrzahl der Fälle nicht so.

Setzt man aufgrund fehlender unmittelbarer Wirkungen EM-X ab, können seine spezifischen Wirkungen erst recht nicht zur Entfaltung kommen. Wie ich von Prof. Higa erfahren habe, können besonders in den Entwicklungsländern auch mit kleinen Dosierungen in kurzer Zeit Erfolge erzielt werden.

117

Warum ist das so? Meiner Ansicht nach liegt das daran, dass man dort die „Segnungen" der modernen Kultur noch nicht erfahren hat und so die ureigenen Selbstheilungskräfte des Körpers noch nicht verloren sind. Im heutigen Japan sind neben der Verschmutzung der Luft, des Bodens und des Wassers auch die Schäden durch Lebensmittel so schlimm, dass dies gravierende Auswirkungen auf den menschlichen Körper hat. Obwohl wir unter guter hygienischer Kontrolle stehen und keine Angst vor dem Hungertod haben müssen, wird unser Körper sozusagen insgeheim von Schadstoffen angegriffen, so dass unsere Immunkräfte sinken. Davon singen die früher nicht so häufig auftretenden allergische Reaktionen wie die Pollenallergie, die Seuchenwarnung vor Enterohämorrhagische Escherichia coli (EHEC) und die Übertragung von Krankenhausviren wie dem MRSA (Methicillin-resistente Staphylococcus aureus), ein Lied.

EM-X ist ein Produkt, das die dem Menschen inhärenten Selbstheilungskräfte hervorlockt, die in einer noch nicht so sehr vom Menschen geschädigten Umwelt viel schneller aktiv werden. Die fortwährende Verwendung von Pestiziden, Kunstdünger und Chemikalien haben die Immunkräfte der Japaner so herabgesetzt, dass in absehbarer Zeit Japans Ruhmesprädikat „das Land mit der höchsten Lebenserwartung" zu sein, keine Geltung mehr hat.

Können die Leberfunktionen wirklich wiederhergestellt werden?

Bei einer Leberzirrhose verschlimmert sich der Zustand sukzessive. Es ist unvorstellbar, dass sich die GOT/GPT-Werte eines langjährigen Patienten wieder normalisieren. In meinen klinischen Fällen setzte nach Beginn der Einnahme von EM-X eine rasche und stetige Verbesserung ein.

Im September 1998 kontaktierte mich Mitsuru Kawahara (46) wegen seiner Hepatitis B. Er berichtete, dass er seit etwa fünf Jahren an den für Hepatitis charakteristischen Symptomen litt. Kurz bevor er mich anrief, waren im August der GOT auf 200 und der GPT auf 450 angestiegen.

GOT und GPT weisen beide auf das in der Leber vorhandene Enzym Transamirase hin, und wenn die Leberzellen zerstört werden, taucht es im Blut auf. Durch die Messung von GOT und GPT wird die Transamirase also im Blut nachgewiesen. Die Normalwerte betragen jeweils 10 bis 38 beziehungsweise 5 bis 45. Wenn man die Werte von Herrn Kawahara von 200 und 450 dagegenhält, kann man sich vorstellen, wie stark die Entzündung in seiner Leber gewesen ist. Als er sich dann einer Laparoskopie unterzog, zeigte sich, dass nicht nur die Leber, sondern auch die Bauchspeicheldrüse entzündet war.

Also begann er, nach der allgemeinen Anwendungsweise EM-X zunächst dreimal täglich in einer Dosis von 10 ml einzunehmen und steigerte die Dosis dann alle fünf Tage um weitere 10 ml, bis er schließlich täglich dreimal 40 ml einnahm. Bereits zwei Wochen nach Einnahmebeginn, am 16. September, berichtete er, dass der GOT auf 100 und der GPT auf 150 gesunken war. Das lässt vermuten, dass die Leberentzündung durch EM-X plötzlich geheilt war.

Es gibt übrigens viele Patienten, die selbst die Veränderungen ihres Krankheitszustandes sowie die Ergebnisse der klinischen Untersuchungen in ein Heft eintragen. Herr Kawahara gehört zu diesen Menschen, und er berichtete mir laufend über die Entwicklung seiner GOT- und GPT-Werte. Den in der Abbildung 2 gezeigten Graphen habe ich auf der Basis seiner Berichte erstellt. Die Zusammenfassung dieser Entwicklung liest sich folgendermaßen:

1. November 1998	Nachricht, dass der GOT 22, der GPT 27 betrug; die EM-X Dosis auf 3 × 20 ml reduziert.
26. Januar 1999	GOT und GPT im Normalbereich.
23. März	GOT und GPT auf 220 bzw. 240 angestiegen. EM-X-Dosis auf 3 × 25 ml erhöht.
1. April	GOT und GPT zeitweilig niedriger.
25. Dezember	Bei den GOT- und GPT-Werten weiterhin keine großartige Veränderung, aber das seit langem anhaltende Kribbeln in den Füßen besserte sich. EM-X-Dosis auf 3 × 15 ml reduziert.
30. März 2000	Sprunghafter Anstieg des GOT auf 280 und des GPT auf 710. EM-X-Dosis auf 3 × 30 ml erhöht. Der behandelnde Arzt begann am 5. April mit der intravenösen Behandlung des starken Präparates Minofagen C.

119

4. April	GOT 120, GPT 400. Weiterhin 3 × 30 ml EM-X.
25. April	GOT 30, GPT 90. Der behandelnde Arzt meint, dass die sinkenden Werte durch eine beginnende Leberverhärtung zustande kommen.
16. Mai	GOT 20, GPT 50, nähern sich wieder dem Normalbereich.
5. Juni	Sowohl GOT als auch GPT im Normalbereich. Der Thrombozytenwert lag bei 19,5. EM-X-Dosis auf 3 × 20 ml reduziert.
30. Juni	GOT 37, GPT 71.
28. Juli	GOT 44, GPT 82. Da sich wieder eine leichte Steigerung abzeichnete, EM-X-Dosis auf 3 × 30 ml erhöht.
7. Dezember 2001	Sowohl GOT als auch GPT im Normalbereich; der Patient fühlt sich sehr gut.
10. Juni 2002	Sowohl GOT als auch GPT im Normalbereich, und der Patient fühlt sich sehr gut.

Abbildung 2: Die Entwicklung der GOT/GPT-Werte bei Hepatitis B

Wenn man sich den Krankheitsverlauf von Herrn Kawahara ansieht, gewinnt man den Eindruck, dass spätestens ab August 2001 die Hepatitis auf dem Wege der Besserung ist. Allerdings hat sich die Anzahl der Hepatitisviren im Körper kein bisschen verringert. Im Vergleich mit den Werten anderer Hepatitis-Patienten wurde mir bewusst, dass EM-X irgendwie kaum direkt auf den Hepatitis-Virus einzuwirken scheint.

Da aber die Leberfunktionswerte besser werden, weist das darauf hin, dass – selbst wenn die Anzahl des Virus nicht abnimmt – die Entzündung in der Leber abgeflaut ist. Deshalb kann man getrost behaupten, dass EM-X bei Hepatitis wirkt.

Allerdings, selbst wenn sich die Symptome und die Untersuchungswerte bessern, weiß man nicht, wann wieder eine Verschlechterung eintreten kann. Deshalb spricht man bei von Viren verursachten Leberentzündungen auch nicht von vollständiger Heilung, sondern gebraucht den Begriff „unter Kontrolle". Aber auch wenn die Krankheit unter Kontrolle ist, sollte man zur Erhaltung der Gesundheit täglich einmal 10 ml EM-X einnehmen.

Es gibt grob gesagt drei Typen von Hepatitis: Typ A, B und C. In letzter Zeit wurden noch mehr Typen entdeckt, aber derzeit stellen in Japan nur diese drei Typen ein Problem dar. Typ C entwickelt sich am leichtesten über die Leberzirrhose zum Leberkrebs. Etwa 85 % der Leberkrebsfälle wurden vom Hepatitis C-Erreger verursacht.

Bei Hepatits B besteht nur eine geringe Tendenz zur Leberzirrhose. Krebs scheint sich jedoch unter Umgehung dieser Zwischenstufe bilden zu können. So birgt Typ B ganz andere Gefahren als Typ C. Allerdings gibt es die Möglichkeit, gleich nach Auftreten von Hepatitis B eine Injektion zu geben, so dass diese Krankheit eigentlich ausgerottet werden könnte.

Langfristig gesehen wird die Problematik von Hepatitis B gelöst werden können. Es bleiben aber immer noch die Fälle der bereits Infizierten. In jüngster Zeit macht eine Steroidentzugstherapie auf sich aufmerksam. Sie soll bei Personen mit ausgesprochen eingeschränkter Leberfunktion wirksam sein. Die Steroide, die eigentlich zur Eindämmung der Entzündungsherde bei chronischen Leberentzündungen dienen, werden dabei eine Zeit lang abgesetzt, damit der Körper wieder seine eigenen Immunkräfte entwickeln kann.

Da Steroide immuneinschränkende Wirkung besitzen, flacht nach der Einnahme der Widerstand gegen die Viren ab und die Symptome werden gemildert. Genau dazu werden die Steroide eingesetzt, aber für die Viren ist das eher positiv, denn dann haben sie Zeit, ihre Flexibilität zu stärken. Werden nun aber die Steroide abgesetzt, wird der Widerstand zeitweise sehr heftig und die Viren können ausgeschaltet werden.

Es ist letzten Endes eine Therapie, bei der ein vor sich hindümpelnder Kampf in einen konzentrierten Angriff umgeschaltet wird. Mit Zugabe von Interferon wird die Therapie angeblich noch wirkungsvoller. Das heißt, die Immunkraft des Organismus soll gesteigert werden.

Aber man braucht gar nicht erst mit Steroiden künstlich die Immunkraft zu unterdrücken und dann mit dem Entzug diese auf einen Schlag zu erhöhen. Man kann auch EM-X mit seiner starken Antioxidationskraft nehmen, um die Immunkraft zu stärken und auf effektive Weise die freien Radikale vernichten, welche die Ursache für die verringerte Immunkraft sind. Auf diese Weise könnte EM-X eine positive Wirkung bei Hepatitis B zeigen.

Bei Typ C und Leberkrebs gilt Interferon als besonders wirksam, aber die heftigen Nebenwirkungen machen es schwierig in der Verwendung. Der Einsatz von synthetischen Wirkstoffen bringt schlimme Nebenwirkungen mit sich.

Interferon und Interleukin sind körpereigene Hormone. Jedes von außen zugeführte Hormonmittel bringt starke Nebenwirkungen mit sich, die im Körper selbst produzierten hingegen nicht. Daher sollte man den Körper anregen, diese Stoffe selbst zu erzeugen. Dann hätte man zwar die gewünschte Wirkung, bräuchte sich aber wegen eventueller Nebenwirkungen keine Sorgen zu machen. Auch hier käme wieder EM-X ins Spiel.

Da EM-X zudem mit seiner Antioxidationskraft den von den freien Radikalen verursachten Schaden ausmerzt, kann der Körper seine ureigenen Immunkräfte entfalten, wodurch auch eine Steigerung der körpereigenen Produktion von Interferon und Interleukin zu erwarten ist.

Die Wirkung von EM-X bei Krebs, Zuckerkrankheit und Rheuma gründet auf seiner Antioxidationskraft. Wenn man annimmt, dass letztlich die Ursache einer jeden Krankheit die freien Radikale sind, dann ist das nur natürlich.

Deshalb kann man behaupten, dass EM-X mit seiner überragenden Antioxidationskraft ganzheitlich auf den Menschen wirkt, also sowohl auf das kranke Organ als auch auf die Symptome. Mit anderen Worten, EM-X hat die Kraft, die Blockaden der modernen Medizin aufzulösen, die sich auf einzelne Krankheiten und einzelne Organe konzentriert und deshalb scheitern muss.

Vom gegenwärtigen Standpunkt aus ist es unmöglich, die Viren zu beseitigen, die Hepatitis B oder C verursachen, doch nach Prof. Higa gibt es Berichte aus dem Ausland, wo das Virus eliminiert werden konnte. Wie auch in der östlichen Medizin braucht eine Substanz mit breiter Wirkung ihre Zeit, so dass wir nicht aufgeben, sondern Verschiedenes ausprobieren werden.

Kann EM-X im alles entscheidenden Kampf zwischen Mensch und Bakterien gewinnen?

Jeder weiß, dass die moderne Medizin im Kampf gegen die Bakterien gewisse Siege errungen hat. Aber die Mikroorganismen, die bereits lange vor der Geburt des Menschen diesen Erdball besiedelten, sind Stamm für Stamm resistent geworden. Auch das wissen Sie alle bereits. Als in den vierziger Jahren des vergangenen Jahrhunderts mit Penizillin die Erreger der Lungenentzündung angegriffen werden konnten, wurde dieser Wirkstoff als Retter der Menschheit gefeiert. Heute gibt es jedoch resistente Bakterienstämme zuhauf. Als das von Waksman entwickelte Antituberkulosemittel Streptomycin auf den Markt kam, hieß es, die Tuberkulose sei bald vom Erdball verschwunden, aber heute ist sie wieder auf dem Vormarsch. Genauso ist das bei vielen anderen Bakterienstämmen. Glaubt die Menschheit, einmal einen Sieg errungen zu haben, muss sie schon kurz darauf eingestehen, dass der Kampf weitergeht. Vermutlich werden die Schlachten zwischen der menschlichen Intelligenz und den Bakterien ewig weitergehen.

In jüngster Zeit ist mit MRSA als Infektionskrankheit in den Kliniken ein neuer Feind aufgetaucht. MRSA steht für die gegen das Antibiotikum Methicillin resistenten Bakterienstämme (Staphylococcus aureus). Seitdem es 1961 in England zum ersten Mal auftrat, hat es sich als Infektionskrankheit rasend schnell verbreitet. Wie alle Mikroorganismen besitzt auch dieser Typ einen starken Lebenswillen. Die Menschheit muss diesem Kampf endlich ein Ende bereiten. Meiner Meinung nach dürfen wir dazu nicht mit Antibiotika gegen die Erreger vorgehen, sondern müssen ihnen mit von Mikroorganismen produzierten Antioxidantien begegnen.

EM-X ist ein Produkt der EM genannten Effektiven Mikroorganismen und kann die Schäden der von den Krankheitserregern produzierten Oxidantien beseitigen, tötet aber diese selbst nicht. Weil keine Resistenzkräfte entwickelt werden, der Gegner also nicht vernichtet, sondern nur seine Schäden verhindert werden, besteht die Hoffnung, dass die Menschheit zu guter Letzt obsiegen wird.

Die gegenwärtige Problematik der Ansteckung mit MRSA im Krankenhaus kann nur durch gründliche Hygiene im Krankenhaus mit Hilfe von EM auf eine angemessene Weise gelöst werden. Es gibt tatsächlich bereits Krankenhäuser, in denen dieses Problem schon gelöst ist. Da in letzter Zeit auch in Kliniken der Vorbeugung verstärkt Beachtung geschenkt wird, gibt es fast keine MRSA-Patienten mehr. Wenn man EM und EM-X mit Wasser vermischt und mit einem Ultraschallwellenzerstäuber versprüht ist das sehr wirksam.

Die MRSA-Erreger sind jedoch ständig in unserem Körper und in unserer Umgebung vorhanden. Bei gesunden Menschen verursachen sie keine Schäden. Aber bei einem durch eine Operation geschwächten Körper und bei über einen längeren Zeitraum hinweg bettlägerigen Patienten kann es zu lebensbedrohlichen Situationen kommen.

Im Folgenden möchte ich die klinische Behandlung mit EM-X bei einer 88-jährigen MRSA-Patientin zeigen:

1. Februar 1995	Einlieferung mit Bronchialasthma, Behandlung von Angina pectoris und multiplem Zerebralinfarkt;
Ende Juli 1995	ihr Zustand besserte sich soweit, dass sie entlassen werden konnte. Bei den Vorbereitungen dazu bekam sie Fieber, so dass die Entlassung verschoben wurde. Einnahme von Antibiotika wegen wiederholten Infektionen der Harnröhre und der Atmungsorgane.
1. Dezember	Untersuchung des Auswurfs auf MRSA (+ 3); am Tag darauf Urin-Analyse (+ 1). Umstellung auf intravenöse Antibiotika-Gaben, aber keine Besserung
16. Dezember	Beginn der Zugabe von EM-X. Täglich zweimal 5 ml oral
19. Dezember	Erhöhung auf 20 ml.
21. Dezember	Absetzen der Antibiotika
22. Dezember	Erhöhung auf 30 ml
27. Dezember	50 ml, drei Wochen lang
6. Januar 1996	Urinuntersuchung: MRSA negativ
17. Januar	Einnahme von EM-X beendet.

Aidskranke sollten unbedingt EM-X ausprobieren

Die moderne Medizin verfügt über eine Reihe von Diagnosegeräten, mit denen sie der chinesische Medizin bei weitem überlegen ist. Auch bei den bakteriell verursachten Krankheiten kann man zumindest in Klammern anmerken, dass sie sich in den Schlachten so gut schlägt, dass sie fast schon den Sieg davongetragen hätte. Aber in der Therapie, z. B. bei Viruserkrankungen, ist der Westen noch nicht einmal so weit, die Grippe heilen zu können.

Aber auch die chinesische Heilmethode, die eine holistische Medizin sein möchte, hat gegen Viren keine zufrieden stellenden Lösungen anzubieten. In diesem Sinne kann man die Viruserkrankungen in dem vom Menschen errichteten Therapiegebäude als einen Schwachpunkt bezeichnen.

Unter den gegebenen Umständen ist EM-X eines der wenigen effektiv wirksamen Präparate, welche die Kluft zwischen westlicher und östlicher Medizin überbrücken können. Ich bin fest davon überzeugt, dass genau darin sein hoher Wert zu sehen ist.

Ich bekomme zum Beispiel recht häufig von Patienten zu hören, dass sie dank EM-X keinen Schnupfen mehr bekämen. Klinische Fälle von Erkältungen mit EM-X-Behandlung gibt es aber nicht. Da jedoch die Erkältung eine Viruserkrankung ist, lässt sich nicht bestreiten, dass die Wirkung von EM-X sich auch auf Viren erstreckt.

An dieser Stelle möchte ich einer großen Hoffnung Ausdruck geben. Ich habe es noch nicht ausprobiert, aber ich bin der Meinung, dass es den Versuch wert ist, EM-X auch bei der Behandlung von Aids einzusetzen. Einen der Gründe dafür habe ich bereits im Abschnitt über MRSA genannt.

Bakterien, die überall in unserer Umwelt vorhanden sind und normalerweise im Körper eines gesunden Menschen keine Krankheit auslösen, obwohl sie dort ständig vorhanden sind, entwickeln sich bei Patienten, die zum Beispiel durch eine Operation geschwächt sind, zu einer lebensbedrohlichen MRSA-Infektion. Der Körper eines Kranken verfügt nur über verminderte Widerstandskraft. Wenn nun EM-X dadurch wirkt, dass es die Widerstandskräfte stärkt, müsste es auch gleichermaßen bei Aids, das sich ja durch eine verminderte Immunkraft auszeichnet, wirksam sein. Das ist nicht nur meine Vermutung. In Thailand und Indien wird EM-X bereits intravenös gespritzt oder als Infusion verabreicht. Mir liegen Berichte vor, dass dadurch bei der Behandlung von Krebskranken im Endstadium, Aids-Patienten und Drogenabhängigen bereits große Erfolge erzielt werden konnten.

Bei EM-X gibt es noch immer viele Bereiche, die wir nicht völlig verstehen. Tatsache ist aber, dass EM-X wirkt. Wir klinischen Ärzte, Pathologen, Molekularbiologen und Physiker sollten in gemeinsamer Anstrengung nach Anwendungsmethoden suchen.

Kapitel 4

EM-X zur Vorbeugung

Vorbeugende Medizin ist die wirksamste Waffe

Ich bin der Überzeugung, dass die vorbeugenden Maßnahmen die Basis jeder medizinischen Tätigkeit sein müssen. Prävention bedeutet, Patienten nicht krank werden zu lassen und Erkrankungen im Vorfeld zu verhindern. Allerdings kann der Arzt das nicht allein vollbringen. Notwendig ist das Bewusstsein des Einzelnen über die Problematik und seine Mithilfe. Ein ebenso wichtiges Element ist die Bereitstellung einer Umwelt, die dem Menschen ein Leben in Gesundheit ermöglicht.

Falls diese drei Faktoren nicht gegeben sind, wird es schwierig, Krankheiten zu vermeiden. Die derzeitigen unvollkommenen Zustände haben zur Folge, dass die Zahl der Kranken weiter ansteigt und sich so die Gesundheitskosten immer mehr aufblähen. Was ist zu tun, um dieser Situation ein Ende zu setzen?

Für den vorbeugenden Krankheitsschutz haben wir meiner Ansicht nach keine bessere Waffe als EM-X. In diesem Kapitel möchte ich dazu Überlegungen anstellen, welcher Lebensstil nötig ist, um mit der Einnahme von EM-X ein gesundes Leben zu führen.

Bisher habe ich mich in diesem Buch auf die Frage konzentriert, welchen Nutzen EM-X für Kranke haben kann. Aber EM-X ist nicht nur speziell für Kranke. Mein eigentliches Ziel ist, dass gesunde Menschen mit Hilfe von EM-X Krankheiten vorbeugen und ein gesünderes Leben führen können.

Ich selbst nehme bereits seit Jahren zur Prävention von Krankheiten und zum Erhalt meiner Gesundheit regelmäßig EM-X ein. In meiner Umgebung ist die Zahl nichtkranker Nutzer von EM-X stetig gewachsen. Ausgehend von diesen Erfahrungen kann ich sagen, dass die kontinuierliche, tägliche Verwendung von EM-X folgende Resultate bringt:

1. Gesundheit (körperlich und seelisch)
2. Alkohol wird besser vertragen
3. Tiefer Schlaf
4. Bei jedweder Krankheit Tendenz zu Besserung (gestärktes Immunsystem, Aktivierung körpereigener Heilkräfte)
5. Schnelle Genesung nach Operationen und Krankheiten
6. Besserung bei neurovegetativem Ungleichgewicht

7. Vorbeugung vor Zivilisationskrankheiten
8. Verlangsamung der Alterungsprozesse – straffere Haut, dunklere Haare
9. Gehirnfunktionen werden wiederbelebt (Besserung bei Demenz; Prävention)

Damit diese Wirkung auch wirklich eintritt, ist die fortgesetzte Einnahme von EM-X erforderlich. Es gibt Menschen, bei denen sich der Effekt gleich nach Beginn der Einnahme einstellt, aber gesunde Menschen merken es nicht so leicht. Doch wenn Sie zu denjenigen gehören, die gerne Alkohol trinken, wird Ihnen schon auffallen, dass sie sich am Morgen nach einer durchzechten Nacht anders fühlen, oder wenn Sie zu Schlafstörungen neigen, werden Sie gut schlafen und können sich somit von den Wirkungen von EM-X überzeugen.

Heutzutage ist die Einstellung vieler Menschen: „Wenn ich krank werde, brauche ich nur zum Arzt zu gehen." Die Tendenz geht dahin, die eigenen Anstrengungen zur Bewahrung der Gesundheit zu vernachlässigen. Das gegenwärtige medizinische Behandlungssystem konzentriert sich ebenfalls auf den bereits Erkrankten. Erst wenn man krank ist, wird man beachtet; Wenn bei einem Gesundheitscheck ein Wert nur ein bisschen schlecht ausfällt, wird das nicht behandelt. Das ist eine Tatsache! Gerade in der Phase des Noch-nicht-Krankseins (krankheitsvorbeugend) sollte man aber etwas Adäquates in der Rückhand haben. Dafür ist EM-X genau das richtige Mittel. Das ist meine vollste Überzeugung. Für die Erhaltung ihrer Gesundheit und als Schutz vor Krankheiten genügen bei gesunden Menschen täglich 10 bis 20 ml EM-X. Alle anderen sollten die Menge je nach körperlichem Zustand und Lebensstil entsprechend anpassen.

Möchte man sich die Wirkkraft von EM-X wirklich zu nutze machen, sollte man auf jeden Fall die Einnahme kontinuierlich fortsetzen; geringe Mengen genügen ja. Was ich selbst bei der Einnahme ganz stark gemerkt habe, ist, dass die Wirkung von der eingenommenen Menge abhängig ist.

Je größer die Menge, desto größer die Wirkung. Bei vielen Krebskranken, die EM-X in großen Mengen einnahmen, besserte sich zum Beispiel die Demenz, Hautflecken und Falten verschwanden, ihr graues Haar dunkelte nach.

Krebspatienten nehmen mit einer täglichen Menge von 200 ml etwa das Zehn- bis Zwanzigfache eines gesunden Menschen zu sich. Da Krebszellen unerhörte Mengen freier Radikale produzieren, bliebe EM-X in kleineren Mengen ohne Wirkung. Bei diesem hohen Quantum zeigt sich als Zugabe der erwähnte „Verjüngungseffekt."

Das beste Beispiel hierfür habe ich im 1. Kapitel beschrieben. Bei der 86-jährigen Dame verschwand nicht nur der Krebs, ihr wurde bei der CT-Scannung der Zustand ihrer Gehirnzellen als der einer 40-jährigen bescheinigt. Wenn bei einer Hochbetagten und zudem noch Krebskranken ein solcher fast unvorstellbarer Erfolg eintritt, wie muss dann erst der Verjüngungseffekt bei gesunden Menschen aussehen!

Ich persönlich habe erst im reifen Alter von über 60 Jahren angefangen, EM-X einzunehmen. Wie bereits erwähnt, komme ich nun mit vier bis fünf Stunden Schlaf aus. Ich fühle mich ausgeglichen, Körper und Geist stecken voller Reserven. Ich habe das Gefühl, so munter wie in meinen Vierzigern zu sein. Meine tägliche Durchschnittsmenge ist 30 ml. Handelt es sich um einen gesunden Menschen, der nicht krank werden will, muss zur Bestimmung der Menge auch das Alter in Betracht gezogen werden.

Stimmt es, dass der Effekt auch bei gesunden Menschen größer ist, je mehr an EM-X sie einnehmen? Will man kurzfristig einen bestimmten Verjüngungseffekt erreichen, könnte man es durchaus mit dieser Methode probieren. Geht es erst einmal um die Gesundheit, sind 10 bis 20 ml genug. Damit hat man mit Krankheit nichts mehr zu tun und ein wundervoller Verjüngungserfolg kommt mit der Zeit sicherlich noch hinzu.

Ich möchte selbstverständlich den Leser vor der Meinung warnen, dass man sich alles erlauben kann, wenn man nur EM-X trinkt. Auch wenn man EM-X einnimmt, stärkt dies die Selbstheilungskräfte genau um das Maß der eingenommenen Menge von EM-X, aber es könnte leicht passieren, dass die Menge der durch den Lebensstil bzw. äußere Umstände erzeugten freien Radikale größer wird, als man sich vorstellen kann.

Wollen wir wirklich bei EM-X auf Nummer sicher gehen, sollte auf einige Punkte besonderes Augenmerk gelegt werden. Im Folgenden werde ich diese wichtigen Punkte besprechen und Ihnen ihre Beachtung ans Herz legen. Richtig angewendet steigt die Wirkung von EM-X beträchtlich, und man kann ohne größere Sorge vor einer Krankheit ein gesundes Leben führen.

Nehmen Sie mehr Eiweiß
guter Qualität zu sich

Um mit größerer Sicherheit gute Wirkung mit EM-X zu erzielen, sollte große Aufmerksamkeit auf die Ernährung gelegt werden. Einen Punkt, den ich da besonders betonen möchte, ist der Folgende: „Essen Sie nur Eiweiß guter Qualität!" Das gilt genauso für alle drei Hauptnährstoffe, die Qualitätsfrage ist jedoch bei Eiweiß besonders wichtig. Denn im Gegensatz zu anderen Nährstoffen gibt es bei den Eiweißen solche, die sich nicht zur Bildung von Aminosäuren eignen. Selbst wenn man sie dem Körper zuführt, bringen sie keinen Nutzen.

Das Molekulargewicht von Eiweiß ist hoch, im Körper wird es deshalb zur Aufnahme in Aminosäuren zerlegt. Es gibt 20 Arten von Aminosäuren, acht davon kann der Körper nicht selbst bilden. Diese müssen von außen zugeführt werden. Das Problem ist hierbei die Bildung dieser essentiellen Aminosäuren. Sind diese acht Aminosäuren in der richtigen Menge vorhanden, wird unverzüglich das benötigte Eiweiß hergestellt. Stimmt das Gleichgewicht nicht, kann das eine oder andere Eiweiß nicht mehr produziert werden.

Eiweiß ist das Baumaterial des Körpers. Außerdem bestehen Hormone, Gene und die krankheitsbekämpfenden Immunzellen allesamt aus Eiweiß. Fehlt Eiweiß als Baustoff, muss man befürchten, dass die Widerstandskraft gegenüber Krankheiten nicht ausreicht.

Nehmen wir z. B. das Gen P 53. Es produziert das Suppressionseiweiß zur Verhinderung von Krebs. Reicht der Rohstoff nicht aus, kann es nicht produziert werden. Die Folge ist Schutzlosigkeit gegenüber Krebs. Mangelndes Eiweiß bedeutet also nachlassende Gesundheit. Für die Gesundheit ist die Aufnahme von Eiweiß guter Qualität unentbehrlich. EM-X ist auch nötig, aber genauso das Eiweiß. Nun stellt sich aber die Frage: Was ist denn „gutes" Eiweiß? Bei Eiweiß gibt es eine sogenannte Proteinpunktzahl, wonach die Rangliste nach Gütegrad des Eiweißes (gute Aminosäurebildung) in den Lebensmitteln aufgestellt wird. Unter allen Lebensmitteln hat das Ei mit einer Proteinpunktzahl von 100 den besten Wert. Es ist perfekt bei der Bildung von Aminosäuren. Dies ist der Standard, nach dem das Eiweiß in den übrigen Lebensmitteln wie Fleisch, Fisch und Getreide bewertet wird.

In der folgenden Aufstellung ist der durchschnittliche Wert in den einzelnen Lebensmitteln wie Fisch, Fleisch, Getreide etc. aufgezeigt. Daraus können Sie entnehmen, was gutes Eiweiß enthält, und dementsprechend Ihre Essgewohnheiten anpassen.

Die nächste Frage ist, in welchen Mengen die einzelnen Nahrungsmittel gegessen werden sollten. Ein Mensch braucht pro Tag etwa 1/1000 seines Körpergewichts an Eiweißen. Das sind bei einem Körpergewicht von 60 kg etwa 60 g pro Tag. In einem Ei sind ungefähr 6 bis 7 g Eiweiß enthalten. Simpel gerechnet müsste man täglich zehn Eier essen, um auf die notwendige Menge zu kommen. Das wäre jedoch nicht empfehlenswert und in der Realität schwer durchzuhalten.

Nahrungsmittel	Proteinwert	Nahrungsmittel	Proteinwert
Ei	100	Feiner Tofu	67
Milch	85	Spinat	41
Schmelzkäse	74	Gurke	56
Rossmakrele	78	Tomaten	51
Lachs	78	Kartoffeln	67
Bonito	88	Mandarinen	40
Kleine Miesmuscheln	66	Polierter Reis	81
Roastbeef (ohne Fett)	84	Cornflakes	20
Hühnerbrust	84	Weizenmehl	56

Schaubild 3: Proteinwerte – erstellt nach der 5. verbesserten Auflage der Tabelle der Nahrungsmittelbestandteile (herausgegeben von der Frauenuniversität für Ernährungswissenschaft, 2002)

Da in den verschiedenen Lebensmitteln die drei Hauptnährstoffe enthalten sind, bräche die Nahrungsbalance zusammen, würde man sich nun auf ein spezifisches Produkt konzentrieren. Äße man z. B. zehn Eier, würde man zwar genügend Eiweiß zu sich nehmen, da aber auch in anderen Lebensmitteln Eiweiß enthalten ist, äße man insgesamt bei weitem zu viel davon. Eine Überdosis ist auch nicht gut, so dass man am besten die Finger von einer solchen Ernährungsweise lassen sollte. Stattdessen sollte man soweit wie möglich verschiedene Lebensmittel essen und dabei diejenigen mit einem hohen Proteinwert mit einbeziehen.

Neben Eiern hat auch Schweinefleisch einen hohen Proteinwert. Daneben sind Fische wie die Makrele, die Sardine zu empfehlen. (eiweißhaltiger Fisch in Europa ist z. B. neben der Makrele der Kabeljau). Damit läuft man nicht so leicht Gefahr, an Eiweißmangel zu leiden. Ich denke, dass man die beste Eiweißversorgung mit Eiern und Schweinefleisch hat. Die Menschen auf Okinawa haben innerhalb Japans die höchste Lebenserwartung und sie essen viel Schweinefleisch. Da muss ein Zusammenhang bestehen.

Zu Fleisch gehört Fett. Will man Eiweiß essen, muss man zwangsläufig auch Fett essen. Wollte man den Einweißbedarf allein dadurch decken, wäre das aber ziemlich problematisch. Die traditionelle Küche auf Okinawa hat eine Zubereitungsmethode entwickelt, bei der das Fett entfernt wird. Andernorts wird übermäßiger Fleischgenuss zu einem Problem.

Da man bei einem normalen Speiseplan eine bestimmte Eiweißmenge abdeckt, wäre es geschickt, stets Eier ins Essen zu integrieren, um ganz sicher die nötige Menge zu erreichen. Allerdings gibt es sicher Leser, die, wenn sie an Eier denken, sich um das Cholesterol Sorgen machen. Der „Cholesterol-Mythos" ist aber gar nicht so glaubhaft. Cholesterol ist eine im Eidotter reichlich vorhandene Fettart. Weil es den Cholesterinwert erhöhen, die Blutbahnen verstopfen und Kreislauferkrankungen auslösen soll, ist es in Verruf geraten.

Cholesterol ist jedoch der Baustoff der Zellmembranen, die sich bei einem Mangel an Cholesterol viel zu dünn ausbilden würden und so Krebs begünstigten. Nun gibt es Medikamente zur Senkung des Cholesterolspiegels, aber man kann kaum behaupten, dass dadurch die Krebsgefahr gebannt wäre.

Angefangen hat alles mit russischen Forschern, die Hasen Eier zu fressen gaben und danach berichteten, der Cholesterolwert sei gestiegen. Aber es ist doch seltsam, einem vegetarisch lebenden Tier Eier zu fressen zu geben.

In jüngster Zeit hat man mehreren hundert Menschen täglich etwa ein Dutzend Eier zu essen gegeben, um anschließend ihren Cholesterolwert zu messen. Dieser war nicht gestiegen! Zehn Eier an einem Tag – das ist vom Standpunkt der Kalorien gesehen zu viel, aber es wäre der Gipfel der Dummheit, sich um den Cholesterinwert Sorgen zu machen und deshalb Eier ganz zu meiden.

Gerade ältere Menschen essen zu wenig lang vorhaltende Lebensmittel wie gutes Fleisch, Fisch, mit Fett und Eiweiß. So geraten sie allzu leicht in eine Eiweißmangelsituation. Ich übertreibe nicht, wenn ich das als einen der Hauptgründe für die Erkrankung von alten Menschen betrachte.

Eier sind als perfekte Aminosäurebildner die besten Eiweißlieferanten. Zudem sind sie billig, und man kann sie auf vielerlei Weise zubereiten. Es gibt kaum ein besseres Nahrungsmittel, das zur Gesundheitsvorsorge und zum Schutz vor Krankheiten beitragen kann. Essen Sie täglich drei Eier und zerbrechen Sie sich nicht den Kopf wegen des Cholesterols.

Allerdings ist das Eiweiß selbst nicht zu empfehlen, ganz besonders nicht in rohem Zustand. Das kommt daher, dass das Eiweiß die Aufnahme von Vitamin H unterbindet. Wenn Sie also Eiweiß essen wollen, dann bitte vorher mindestens halbgar kochen. Dagegen können Sie Eigelb gerne auch roh essen. Auch wenn das jetzt schon langweilig ist: Es ist das Lebensmittel mit dem besten Protein.

Ein bisschen zu viel Vitamine und Mineralien schaden nicht

Ich schlage außerdem vor, dass man neben Eiweiß bewusst Mineralien und Vitamine zu sich nimmt. Im Körper kommen etwa 100.000 Arten von Eiweiß vor. Mineralien und Vitamine werden bei der Herstellung von Eiweißen aus den Aminosäuren als Katalysatoren aktiv. Ein Vitamin- und Mineralstoffmangel behindert also die Einweißsynthese. Es gibt verschiedene Arten von Vitaminen. Die Ernährungswissenschaft hat eine Tabelle erstellt, die uns sagt, wie viel wir jeden Tag von welchem Stoff brauchen. Alle glauben, dass es reicht, die angegebenen Mengen zu sich zu nehmen. Allerdings hat diese Tabelle sich seit Beginn der Showa-Zeit (1925) kaum geändert. So wurde auch bis vor kurzem zum Beispiel das Vitamin E nicht als lebensnotwendig betrachtet und ist deshalb noch nicht in die Liste aufgenommen worden.

Nach heutiger Erkenntnis sind diese geringen Mengen nicht ausreichend. Aber tatsächlich weiß man gar nicht genau, wie viel von welchem Stoff notwendig ist. Man weiß, dass Vitamindefizite für Mangelerscheinungen im Körper verantwortlich sind. Noch ist allerdings nicht klar, wie viel Vitamine man zu sich nehmen muss, damit sie als Katalysatoren tatsächlich funktionieren.

In den medizinischen Kreisen Amerikas herrscht die Ansicht vor, es sei besser, zu viel als zu wenig zu nehmen. In Japan liegt z.B. der tägliche Verbrauch an Vitamin C bei 50 mg pro Person. Das verhindert zwar Skorbut, aber zur Erhaltung und Förderung der Gesundheit reicht es nicht aus. Ich gebe Kranken in meinem Krankenhaus täglich 2 g.

Zwei Gramm sind 2000 mg, das 40-fache der notwendigen Menge. Amerikanische Ärzte geben ebenso viel. Zumindest bei Vitamin C sind sie der Meinung, dass es da kein Zuviel geben kann. Um 100.000 verschiedene Eiweiße richtig zu produzieren, sollte man schon ungefähr so viel zu sich nehmen. Allerdings sind synthetische Vitamine oftmals nicht sehr wirksam. Das gilt besonders für das Vitamin A und auch für das Vitamin E. Beides sind fettlösliche Vitamine, und besonders das synthetische Vitamin E ist so gut wie nutzlos.

Zur Gesundheitsvorsorge werden jedoch nur synthetische Vitamine eingesetzt. In Japan besteht leider die Tendenz, Vitamine zu unterschätzen. Vitamin A und E sollte man sich eher in Form von natürlichen Produkten kaufen, als sie sich vom Arzt verschreiben zu lassen.

Bei fettlöslichen Vitaminen wird auch vor einer Überdosierung gewarnt. Für einen erwachsenen Mann beträgt die notwendige Menge an Vitamin A 2000 Einheiten IE. Nimmt man die zehnfache Menge, 20.000 Einheiten, schadet es tatsächlich aber nicht; es sollte nur nicht auf die Spitze getrieben werden. Bei Vitamin E gibt es keine festgelegte Menge. Zielmenge sind hier 10 mg pro Tag. Unter den natürlichen Vitaminen hat Vitamin E die stärkste Antioxidationskraft. Mit dem Ernährungsstil des heutigen normalen Japaners wird diese Menge meistens erreicht. Das ist die Meinung des Gesundheitsministeriums, aber ich halte diese Menge für zu gering.

Ich habe bisher von keinem Fall gehört, wo durch eine zu hohe Dosis an Vitamin E Schaden verursacht wurde. Auch hier dürfte es gut sein, etwas mehr zu nehmen. In der Schule wird gelehrt, dass mit einer großen Dunkelziffer bei Erkrankungen durch Mangelerscheinungen zu rechnen ist. Es ist zu beachten, dass der japanische Standard in Bezug auf den weltweiten Trend bei Vitaminen im Vergleich ziemlich niedrig liegt.

Die Vitamine der C- und B-Gruppe sind wasserlöslich; überflüssige

Mengen werden also über den Urin ausgeschieden. Die Sorge, man könne zu viel davon zu sich nehmen, ist also unbegründet.

Nun zu den Mineralien. Auch sie sind Katalysatoren, die genauso wenig fehlen dürfen wie die Vitamine. Gerade Amerikaner achten besonders aufmerksam auf den Konsum von Vitaminen und Mineralien und nehmen nach dem Essen entsprechende Präparate ein. Wir Japaner sollten uns wenigstens in diesem einen Punkt ein Beispiel an ihnen nehmen.

Das Viren und Krebs bekämpfende Interferon und das den Blutzuckerwert regulierende Insulin sind Eiweiße. Um diese Stoffe zu produzieren, sind Vitamine und Mineralien unabdingbar. Und für die Synthese von SOD, das die freien Radikale unter Kontrolle hält, sind sie ebenfalls unerlässlich. Am besten werden Mineralien und Vitamine mit dem Essen aufgenommen. Essen Sie daher so viel verschiedene Nahrungsmittel wie möglich.

Yuji Matsuoka (85) erlitt vor fünf Jahren einen multiplen Zerebralinfarkt. Als Spätfolgen litt er deshalb nicht nur an Schwierigkeiten beim Gehen, sondern er war auch senil geworden, hatte größtenteils sein Gedächtnis verloren, und klagte den ganzen Tag über Müdigkeit. Seine Familie, die nicht mehr weiterwusste, holte sich bei mir telefonisch Rat.

Ich empfahl als Therapie der Senilität, EM-X (täglich dreimal 20 ml) und EM-Salz, dazu noch 2000 Milligramm Vitamin C, und auch an Vitamin A, B, D und E das 1,5-fache der normalen Dosis einzunehmen. Dazu sollte er noch täglich zwei Eigelb essen.

Für eine Therapie müssen erst die freien Radikale entfernt werden, deshalb empfahl ich die Einnahme von EM-X und EM-Salz. Da aber die Eliminierung der freien Radikale nicht ausreicht, müssen auch Substanzen eingenommen werden, um die Gehirnzellen zu reaktivieren (Proteine, Mineralien, Vitamine). Da also eine große Menge an Proteinen, Mineralien und Vitaminen nötig sind, empfahl ich die Einnahme von EM-Salz (Mineralien) und Ei (Proteine).

Nach vier Monaten erhielt ich Nachricht von der Familie des Herrn Matsuoka: Die Senilität hatte sich sehr stark gebessert, und der erstaunte Arzt hatte schon gefragt, ob er denn irgendetwas einnähme.

Nach Alkoholgenuss erleichtert EM-X der Leber die Arbeit

Beim Abbau von Alkohol im Körper entsteht die giftige Substanz Acetaldehyd, die mit Hilfe von EM-X abgebaut werden kann. Man wird am nächsten Tag nicht so leicht einen Kater bekommen, da man mit EM-X der Leber die Arbeit erleichtert und so verträgt man dann auch mehr Alkohol.

Wenn man allerdings zu viel Alkohol trinkt, macht man seiner Leber das Leben schwer. Die Wahrscheinlichkeit steigt, dass aus einer alkoholbedingten Leberentzündung Krebs entsteht. Mit der regelmäßigen Einnahme von EM-X kann dieses Risiko gesenkt werden. Aber trotz EM-X bleiben zu große Mengen Alkohol ein Problem. Man sollte die Grenze bei zwei Gläsern Schnaps oder zwei Flaschen Bier täglich setzen. Alles was darüber hinausgeht, fördert eine Fett- bzw. durch Alkohol verhärtete Leber.

Um ernste Schäden zu vermeiden, sollten gewohnheitsmäßige Alkoholkonsumenten einmal pro Woche, sozusagen als Ruhetag für die Leber, überhaupt keinen Alkohol trinken. Die Leber entgiftet nämlich den Körper bei der Einnahme von Medikamenten und chemischen Substanzen durch. Wenn nun Alkohol dazukommt, dann hat er eine höhere Priorität, was dazu führt, dass bei Menschen mit täglichem Alkoholkonsum diese entgiftende Funktion nicht mehr wahrgenommen werden kann. Daneben besteht das Problem der Alkoholabhängigkeit. Diese Gefahr droht bei Männern nach zehn Jahren, bei Frauen nach sechs Jahren regelmäßigen Alkoholgenusses. Leider besteht die berechtigte Sorge, dass sich Menschen, die kurz vor dem körperlichen Zusammenbruch durch Alkohol standen, nach Einnahme von EM-X wieder besser fühlen und nun noch größere Mengen Alkohol trinken.

Ich selbst habe nach Beginn der Einnahme von EM-X die Erfahrung gemacht, dass ich Alkohol besser vertrage, deshalb lege ich Ihnen diesen Punkt besonders ans Herz.

Insbesondere schwangere Frauen sollten größere Mengen Alkohol vermeiden. Die Gefahr eines alkoholgeschädigten Neugeborenen mit Gehirnschäden, Deformationen, unzureichendem Wachstum etc. steigt dadurch sehr.

Ein weiteres Problem ist das Rauchen. Durch Rauchen entsteht Hydroxylperoxid als eine Form von freien Radikalen. Hydroxylperoxid ist nichts anderes als Oxidol, das bei der Desinfektion verwendet wird: Es schädigt die Gene im Innern der Lungenzellen und verursacht Krebs. Deshalb ist das Rauchen so schädlich!

Der Trend im Tabakgenuss geht weltweit in Richtung Ablehnung. Starkes Rauchen ist – wie auch immer man dazu stehen mag – nicht erwünscht. Abhängige Raucher sollten dann zumindest starke Antioxidantien zu sich nehmen. Da das Rauchen außerdem viel Vitamin C verbraucht, muss auch dieses zusätzlich aufgenommen werden. Wenn man EM-X zu sich nimmt, kann man das fast vollständig ausgleichen, aber die empfohlene Menge von kontinuierlich 2000 mg an Vitamin C täglich wird nicht erreicht.

In jüngster Zeit empfehle ich Patienten meines Krankenhauses EM-X zusammen mit Vitaminen einzunehmen, da sich beide gegenseitig unterstützen. Die Vitamine C und E entwickeln eine lang anhaltende Antioxidationskraft, die sie für sich allein genommen sonst nicht hätten. Nehmen Sie daher so viel wie möglich davon zusammen. Kommt noch EM-X dazu, dann wird ihre Wirkung dramatisch gesteigert. Starke Raucher, die auch noch täglich Alkohol trinken, sollten sich mit EM-X allein noch nicht in Sicherheit wiegen, sondern zur Sicherheit dann noch zusätzlich die Vitamine C und E zu sich nehmen.

Gestatten Sie mir noch eine Anmerkung zu japanischen Alkoholika. Trinken Sie so wenig wie möglich alkoholische Getränke, denen Alkohol für den Brauereigebrauch zugesetzt wurde! Die altbekannte Redewendung „Alkohol ist die beste Medizin" bezieht sich nur auf Alkoholika, z. B. Reiswein, ohne diesen Zusatz, denn wenn man davon zuviel trinkt, wird nicht nur die Leber belastet, sondern auch der Blutkreislauf.

Noch ein Wort an die Raucher. Wenn Sie es nicht fertig bringen, ihr schädliches Hobby aufzugeben, verspüren Sie ziemlich viel Stress und entwickeln Schuldgefühle. Gerade das verstärkt auch noch die Schäden durch den Tabak. Einen Trost kann ich Ihnen aber geben. Zigaretten haben auch etwas Gutes. Sie erfrischen mit dem über die Blutbahnen aus der Lunge ins Gehirn transportierten Nikotin den Geist.

Das heißt, das Rauchen aktiviert die Gehirnzellen. Daher behaupten einige Forscher, Tabak habe eine demenzaufhaltende Wirkung. Diese Erkenntnis gilt noch nicht als gesichert. Aber bevor Sie sich als Raucher darüber Sorgen machen, dass Sie nicht aufhören können, sollten sie beim

Rauchen lieber an diesen positiven Effekt als an das Lungenkrebsrisiko denken.

Allerdings ist nicht zu bestreiten, dass das Rauchen Hydroxylperoxid als eine Form von freien Radikalen entstehen lässt. Auf Dauer greift dieser Stoff die Gene an und als unvermeidliche Folge steigt das Lungenkrebsrisiko. Um dieses Risiko zu verringern, sollten Raucher reichlich Vitamin C und jeden Tag 10 ml EM-X zu sich nehmen. Die empfohlene Menge von täglich 2000 mg Vitamin C kann unmöglich über die Nahrung allein aufgenommen werden. Kaufen Sie sich deshalb in der Apotheke gute Vitamin-C-Präparate.

EM reinigt auch verschmutzte Seen und Flüsse

Für die Gesundheit des Menschen gibt es nichts Kostbareres als Wasser. Der Körper eines Babys besteht zu 80 % aus Wasser, beim Erwachsenen sind es immerhin noch 65 %. Verunreinigtes Wasser ist die Ursache dafür, warum Menschen nicht gesund bleiben können, denn beim Stoffwechsel tritt Wasser als Mittler auf. Von außen aufgenommene Nährstoffe werden in Wasser aufgelöst und in alle Zellen transportiert. Abfallstoffe werden über den Urin, Stuhl und Schweiß nach außen befördert. Ist nicht genügend Wasser vorhanden oder ist dieses von schlechter Qualität, entstehen natürlich überall im Körper Schäden.

In jüngster Zeit ist es um das Wasser besonders schlecht bestellt. In meiner Heimatstadt wird die Wasserversorgung über sieben Brunnen gewährleistet. Eine Untersuchung ergab bei einem dieser Brunnen einen Trichloräthylen-Wert von über 0,03 %.

Diese Substanz wird zur Reinigung von Halbleitern und bei der chemischen Reinigung verwendet. Das spezifische Gewicht ist relativ hoch, es dringt mit der Zeit immer tiefer in die Erde ein, vermischt sich mit dem Grundwasser und kommt im Brunnenwasser wieder nach oben. Da es als krebserregend gilt, kann der Brunnen nicht mehr genutzt werden, und die reale Gefahr bleibt, dass dieser Stoff auch im Wasser der anderen Brunnen gefunden wird.

Es dauert sehr lange, bis Grundwasser entsteht. Es kann mehrere hundert, ja mehrere tausend Jahre dauern, bis Oberflächenwasser oder auch

Grundwasser, das als Regen auf die Erde fällt, in den Boden sickert und dann die verschiedenen Schichten durchläuft, dabei gefiltert wird und als Grundwasser bzw. als Quellwasser zu Tage tritt.

Es ist zu schade, dass dieses über all die Jahre angesammelte Naturerbe der Menschheit durch Umweltzerstörung und die unbedachte Entsorgung von chemischen Stoffen aus der industriellen Produktion so einfach verschmutzt wird. Bis heute ist keine entscheidende Methode entwickelt worden, wie man diese Verschmutzung des Grundwassers vermeiden kann.

Das Chlor in unserem Wasser ist ebenfalls nicht gut für die Gesundheit. Es dient als Desinfektionsmittel der Abtötung von Mikroorganismen im Leitungswasser. Seine Wirkung besteht in der Produktion von riesigen Mengen an freien Radikalen. Die Gewohnheit, mit solch riesigen Mengen Chlor zu arbeiten, stammt noch aus der Nachkriegszeit, als die hygienischen Verhältnisse in Japan in der Tat sehr schlecht waren. Alles geht letztlich auf einen Befehl des damaligen amerikanischen Hauptquartiers zurück.

Tatsächlich dürfte es damals als Notstandsmaßnahme notwendig gewesen sein, aber Japan hat dies bis heute beibehalten und ist im globalen Vergleich eines der Länder mit dem höchsten Chlorverbrauch. Wenn man einem mit schädlichen Bakterien verseuchten Wasser Chlor beigibt, sterben die Mikroorganismen ab, und dann verdirbt man sich mit diesem Trinkwasser den Magen nicht. Aber wir müssen uns ernsthafte Gedanken über die durch dieses Chlor verursachten Schäden machen und neue, bessere Maßnahmen ergreifen.

Diese Gefahren durch Chlor werden am folgenden amerikanischen Beispiel sehr deutlich. Während des Vietnamkrieges wurde an amerikanische Soldaten auf den Kriegsschauplätzen verschmutztes, nur mit viel Chlor gereinigtes Wasser ausgegeben. Viele Soldaten erkrankten an einer Schädigung des Entothels (der Zellschicht an der Innenfläche) der großen Bauchvene. Die Autopsie der jungen Kriegsopfer ergab, dass der Zustand des Entothels ihrer Blutgefäße in Bauch und Brust denen eines alten Menschen entsprach. Daraus ist ersichtlich, welch immensen Schaden Chlor anrichten kann.

Noch heute wird in japanischen Schwimmbädern sehr viel Chlor verwendet. Deshalb sind diese Schwimmbäder eine Quelle für die Aufnahme von freien Radikalen. Für Menschen ab dem mittleren Alter ist es schwierig zu entscheiden, ob das Schwimmen in diesen Becken der Gesundheit eher schadet als nützt.

In letzter Zeit ist die Verschmutzung von Quellen so manifest geworden, dass der Einsatz einer gewissen Menge an Chlor zur Versorgung der Haushalte mit unbedenklichem Trinkwasser unumgänglich wurde.

In Gushikawa, in der Präfektur Okinawa, wird in der hauseigenen Kläranlage der Bibliothek jedoch EM eingesetzt, wodurch das Wasser wieder Trinkwasserqualität bekommt. Auf der Basis dieses Erfolges hat man den Versuch gestartet, die Schwimmbäder in Okinawa mit EM zu reinigen, und hat dabei herausgefunden, dass dadurch der Einsatz von Chlor überflüssig wird. Aber die Gesetzeslage macht den Einsatz von Chlor zur Pflicht.

Warum reinigt EM das Wasser in Schwimmbecken? EM enthält Mikroorganismen, die aus einer Zeit stammen, als es auf der Erde noch keinen Sauerstoff gab. Unsere Abfälle und Abwässer sind ihre Nahrung, ihre Ausscheidungen sind Sauerstoff und Antioxidantien.

Das bedeutet, für sie sind Sauberkeit und Schmutz genau das Umgekehrte wie für uns. Geben wir EM ins Wasser, fressen die Mikroorganismen unsere Abfälle mit Begeisterung und scheiden für uns nützliche Substanzen aus. So schlägt man zwei Fliegen mit einer Klappe und kann eine Koexistenz mit den Mikroorganismen eingehen.

In der Anwendung dieses Prinzips hat man begonnen, verunreinigte Weiher und Teiche sowie Kläranlagen mit EM zu reinigen. Mit zunehmender Ausbreitung von EM auf diesem Gebiet werden die verschmutzen Flüsse, Weiher und Teiche wieder sauber. Wenn dann die Wasserquellen gereinigt sind, wird das Zeitalter des chlorfreien Leitungswassers näher rücken.

Außerdem ist nun auch eine EM-Keramik unter Einsatz von EM-X für den praktischen Gebrauch entwickelt worden. Auch damit kann man Leitungswasser reinigen. In den letzten Jahren sind sehr viele Geräte zur Filterung von Leitungswasser auf den Markt gekommen, und immer mehr Haushalte setzen diese auch ein. Wenn man dazu noch EM-Keramik verwenden würde, könnte die Gefahr aus unseren Wasserleitungen stark eingedämmt werden.

Für unsere Gesundheit und als Nahrungsmittel hat Wasser eine große

Bedeutung. Besonders das Trinken von ungefiltertem Leitungswasser ist aber gefährlich, so dass – wenn es nicht wenigstens gefiltert wurde – dadurch unnötig viele freie Radikale entstehen würden.

Weshalb die Effizienz von EM in Entwicklungsländern größer ist

EM und EM-X werden bereits in über 100 Ländern der Erde angewendet; in Thailand und Indien wird EM-X aktiv in der Medizin eingesetzt. Wie bereits erwähnt, ist für die Menschen dieser Länder charakteristisch, dass die notwendige Menge an EM und EM-X weitaus niedriger ist als für Japaner.

Laut Prof. Higa braucht ein Inder nur 1/10 der Menge eines Japaners, um die gleiche Wirkung zu erzielen. Das liegt womöglich an der Antioxidationskraft, die bei den Menschen dieser Länder noch weitaus höher ist.

Wir neigen dazu, zu glauben, dass, verglichen mit den Entwicklungsländern, es um unser Gesundheitssystem, die hygienischen Verhältnisse, die Nahrungsmittelsituation usw. weitaus besser bestellt ist. Aber es besteht eine hohe Wahrscheinlichkeit, dass die Bevölkerung der Industrieländer bei einem Vergleich der Antioxidations- und Immunkraft wegen der fortgeschrittenen Umweltzerstörung und der erhöhten Aufnahme von schädlichen chemischen Stoffen schlechter abschneiden. Daher müssen wir darauf bedacht sein, unsere eigene Antioxidationskraft weiter zu steigern.

Aber wie geht das ganz konkret? Eine Möglichkeit ist die Einnahme von EM-X. Gleichzeitig müssen wir bei unseren Essgewohnheiten verstärkt auf die folgenden Punkte achten:

1. Eine Mahlzeit sollte den Magen nur zu 80 % füllen, übermäßiges Essen vermeiden
1. Gut ausbalancierte Nahrung zu sich nehmen
3. Abwechslungsreich essen
4. Nicht zwischen den Mahlzeiten oder nachts essen
5. Langsam essen und gut kauen
6. Nicht zu viele Kalorien zu sich nehmen

7. Eine gut ausbalancierte Mischung von grünem, gelben und hellem Gemüse essen
8. Eiweiß sollte täglich in zwei Mahlzeiten enthalten sein
9. Jeden Tag Milchprodukte, Fisch und Meeresalgen essen
10. Faserreiche Kost essen

So sollte der durchschnittliche Speiseplan für eine Krebsvorsorge aussehen. Damit können Sie außerdem Zivilisationskrankheiten, Bluthochdruck, Zuckerkrankheit und Herzinfarkt vorbeugen. Zusätzlich stärkt man damit die Antioxidationskräfte. Wenn man sich voll und ganz an diese Anweisungen hält, sind diese Ziele durchaus zu erreichen.

Man mache sich das dreimalige tägliche Essen zur Regel, um die Magen- und Darmtätigkeit zu regulieren. So beugt man einer Überanstrengung durch Kalorienmangel vor. Den Magen nur zu 80 % zu füllen heißt, eine übermäßige Produktion von freien Radikalen zu verhindern. Ein abwechslungsreicher Speiseplan hat zwei Vorteile: Man vermeidet eine einseitige Ernährungsweise und nimmt keine schädlichen Substanzen zu sich. Allerdings sind in vielen Lebensmitteln solche schädlichen Substanzen enthalten. Ich möchte hier nicht die Frage erörtern, was in welchem Maße schädlich ist. Risikoverteilung ist mit der Reichhaltigkeit der Nahrungsmittel möglich. Der Verzicht auf Zwischenmahlzeiten und nächtliches Essen sollte selbstverständlich sein. Unter Zwischenmahlzeiten sind hauptsächlich Kekse und Kuchen zu verstehen, die viele Kalorien haben. Diese schlechte Gewohnheit ist die Ursache für Fettleibigkeit. Wenn man bis zum Abendessen seine Kalorien nicht verbrauchen kann, ist das eine Ursache für Übergewicht.

Hat man sich sogar sowohl Zwischenmahlzeiten als auch nächtliches Essen zur Gewohnheit gemacht, so kann man zunächst einmal Übergewicht nicht vermeiden. Dies steigert jedoch das Risiko für Zivilisationskrankheiten, so dass es auf jeden Fall vermieden werden sollte. Viele Frauen wollen allerdings durch eine Diät häufiger als nötig abnehmen, was jedoch für den Körper erhebliche Nachteile bringt.

Essen Sie lieber langsam und kauen Sie gut. Das begünstigt die Absorption der Nährstoffe, um die Verdauungsorgane nicht zu überfordern. Die Nahrung gut durchzukauen belebt außerdem die Gehirnzellen.

Zu viele Kalorien fördern nicht nur Fettleibigkeit, sondern auch die

Produktion von freien Radikalen. Diese greifen nicht nur die Gene an, sondern verbinden sich auch mit den ungesättigten Fettsäuren, um Lipidperoxide, den Rost des Körpers, zu bilden. Setzt sich dieser Rost an den inneren Organen des Körpers fest, treten Funktionsstörungen auf, was im Falle des Gehirns zu Demenz führt.

Den Salzverbrauch sollte man hauptsächlich im Hinblick auf den Blutdruck einschränken[1]. Zur Vermeidung von Mineralien- und Vitaminmangel ist ausgewogenes Essen mit vielen Gemüsesorten wichtig. Die Notwendigkeit, genügend Eiweiß zu essen, leitet sich aus der Tatsache ab, dass alle körperaufbauenden Stoffe aus Eiweiß produziert werden.

Milch und kleine Fische sind Kalziumlieferanten. Ein Mangel an Kalzium führt dazu, dass der Körper den Knochen Kalzium entzieht, nicht verbrauchtes Kalzium in den Blutstrom gerät und Venenverhärtung bewirkt. Es kommt dann eher zu kreislaufbedingten Zivilisationskrankheiten.

Mit ihrer Absorptionsfähigkeit binden Faserstoffe nicht nur die Gifte im Körper und regen den Stoffwechsel an, sondern damit können auch alle Zivilisationskrankheiten vermieden werden.

Wenn auf all diese Punkte gewissenhaft geachtet wird, können Antioxidantien in überdurchschnittlicher Menge aufgenommen werden. Wird zusätzlich EM-X getrunken, baut sich ein vollkommener Antioxidationsschutz auf.

Sorgen Sie immer für Freude und Fröhlichkeit!

Die Gemütsverfassung ist zur Bewahrung der Antioxidationskräfte von größter Bedeutung. Unter starkem Stress produziert der Körper Kortison. Dieses Hormon tötet die zu den Immunzellen zählenden NK-Zellen ab und mindert so die Widerstandsfähigkeit. Dagegen aktivieren Freude und Fröhlichkeit die NK-Zellen. Dr. Jiro Itami hat bei Krebskranken mit der sogenannten „Lebenssinnmethode" große Erfolge erzielt. Wie bereits ausgeführt, ließ er Krebskranke den Mont Blanc besteigen und organisierte für sie einen aktiven Austausch mit Ausländern in der gleichen Lebenssituation. Komödien und Sketche sollten sie zum Lachen bringen. Er probierte Verschiedenes aus, um den Stress aufzulösen sowie die Immunkräfte und natürlichen Widerstandskräfte zu stärken.

145

Das menschliche Hirn setzt sich aus drei Teilen zusammen – dem Intellekt, dem Gefühlszentrum und dem Hypothalamus (Steuerung der Hormone). Es verbraucht für seine Tätigkeit eine große Menge Sauerstoff: 18 bis 20 % des Gesamtverbrauchs des Körpers verbraucht das Gehirn allein. Ich habe bereits an anderer Stelle ausgeführt, dass bei einem solch hohen Sauerstoffverbrauch auch die Produktion von freien Radikalen nach oben schnellt. Wenn man den Verbrauch an Sauerstoff im Gehirn genauer betrachtet, wird man finden, dass das Gefühlszentrum und der Hypothalamus mehr verbrauchen als der Intellekt. Zum Lernen oder Lösen von theoretischen Aufgabenstellungen braucht es nur wenig Sauerstoff. Aber bei Stress, Ärger und Sorgen schnellt der Verbrauch nach oben.

Es heißt: „Wenn man seinen Grips benutzt, verkalkt man auch nicht." Denkt man viel nach, braucht man nicht so viel Sauerstoff, deshalb bleibt auch der Anteil an freien Radikalen gering. Viele ältere Menschen sind gelassen und werden nicht von ihren Gefühlen geleitet, was ihnen sehr zugutekommt. Gute Musik zu hören und schöne Bilder anzuschauen, nimmt auch das Großhirn in Anspruch.

Wenn es um das Thema „Gehirn" geht, ist oft von der rechten und linken Gehirnhälfte die Rede. Beide gehören zum Großhirn, und zwar der Großhirnrinde, die sich in eine linke und eine rechte Hemisphäre mit ihren spezifischen Aufgaben unterteilt.

Gewöhnlich sagt man, die linke Hälfte ist für das Sprechen, Rechnen und das logische Denken zuständig; die rechte der Sitz von Bildern und die Ästhetik. Das heißt: Links der Verstand, rechts das Gefühl. Beide sind aber wichtig. Welche Hälfte auch bevorzugt gebraucht wird – Gefühlszentrum oder Intellekt –, ihr Sauerstoffverbrauch ist niedriger als derjenige des Hypothalamus.

Das Hören guter Musik und das Betrachten schöner Bilder baut Stress ab. Dabei wird der Verstand gefordert, nicht aber das Gefühlszentrum und der Hypothalamus. Hört man bei Anspannung und Nervosität Musik, wird die Seele besänftigt, was daran liegt, dass die Gehirnaktivität mehr beim Verstand als beim Gefühl zu suchen ist.

Vom Ärger getrieben, benutzt man das Gefühlszentrum, dann erhöht sich nicht nur der Sauerstoffverbrauch und fördert damit die Entstehung von freien Radikalen, sondern gleichzeitig schüttet die Nebenniere Stresshormone aus. Das wichtigste dieser Stresshormone ist das Steroidhormon Kortisol. Die den Krebs bekämpfenden NK-Zellen besitzen Rezeptoren für Kortisol, aber wenn sie es aufnehmen, sterben sie ab. Das bedeutet, das Stresshormon reduziert die Menge an krebsbekämpfenden NK-Zellen. EM-X hingegen verstärkt die Aktivität der NK-Zellen und vermindert so den von Stresshormonen angerichteten Schaden.

Steroide werden heute bei vielen Krankheiten wie z.B. Asthma, Rheuma und bei vielen Entzündungskrankheiten wie multipler Myositis (Muskelentzündung) verschrieben. Mir fallen auf Anhieb die Namen von etwa hundert Krankheiten ein, bei denen Steroide eingesetzt werden.

Durch ihre Einnahme wird aber einer Schwächung der NK-Zellen und der Vermehrung von Krebszellen Vorschub geleistet. Außerdem tritt eine Reihe von Nebenwirkungen auf, die bei langfristiger Einnahme zur Gefahr werden können. Bisher hat man zwar über die Nebenwirkungen gesprochen, nicht aber über die erhöhte Krebsgefahr, doch diese ist ebenfalls eine ernst zu nehmende Nebenwirkung. Wenn man also die Einnahme von Steroiden nicht vermeiden kann, ist unbedingt parallel dazu EM-X einzunehmen. Das würde auch die übrigen Nebenwirkungen verringern.

Die Schädlichkeit von Substanzen, die nicht in der Natur vorkommen

Als Arzt merke ich deutlich, wie sehr sich in den vergangenen Jahren die Krankheiten und ihr Verlauf geändert haben. In einem mir zuvor unbekannten Ausmaß hat Krebs bei jungen Menschen zugenommen. Pollen- und andere Allergien sind entstanden. Das alles gab es vor 20 Jahren noch nicht.

Die Geschichte der Menschheit ist eine Geschichte der Umweltzerstörung. Es gibt sogar eine Theorie, laut der diese Entwicklung schon in Urzeiten mit dem Ackerbau begann. In jüngster Zeit hat sich der Prozess noch beschleunigt und nun ist die Überforderung der natürlichen Regenerationsfähigkeit das zentrale Problem.

Insbesondere ist hier die Umweltverschmutzung zu nennen, die durch die von Menschenhand geschaffenen, in der Natur nicht vorkommenden Stoffe entsteht. Vinylchlorid zum Beispiel lässt sich nicht auf natürlichem

Weg abbauen. Zwar ist inzwischen kompostierbares Vinyl auf den Markt gekommen, aber auch das ist nicht 100 %ig löslich. Wie lange werden die Schäden durch das Dioxin aus dem über Jahrzehnte des 20. Jahrhunderts hindurch produzierten Vinyl noch zu spüren sein?

Werden unnatürliche Dinge produziert, lassen sich diese nicht in den natürlichen Umweltkreislauf integrieren. In einer natürlichen Umwelt ernähren sich Pflanzen von Stoffen, die durch die Mikroben im Boden zersetzt werden. Sie nehmen auch das Sonnenlicht auf und wachsen durch Photosynthese. Sie entnehmen der Luft Kohlenstoff und scheiden Sauerstoff aus. Sie wiederum werden von den Tieren und Insekten gefressen wie das Plankton von den Fischen. Diese Tiere, Fische und Pflanzen aber nimmt der Mensch als Nahrung zu sich. Sterben Mensch und Tier, wird ihr toter Körper wiederum von Mikroorganismen zersetzt und in Nährstoffe für den Boden umgewandelt. Diese nehmen die Pflanzen wieder auf … das ist der natürliche Kreislauf.

Bis vor kurzem gab es auf der Erde weder Vinylchlorid noch Pestizide. Erst in den letzten Jahrzehnten wurden sie in Unmengen produziert. Inzwischen existieren etwa eine Million verschiedener unnatürlicher, chemischer Verbindungen, und sie werden noch immer ungeniert weiter produziert. Zwar sind nicht alle diese Verbindungen schädlich, aber es ist unmöglich, sie alle auf ihre Unbedenklichkeit hin zu überprüfen.

Man weiß also nicht von allen diesen in der Natur nicht vorkommenden Substanzen, ob sie etwa schädlich sind, wenn sie vom Menschen aufgenommen werden. Es gibt auch solche Stoffe, die nur zum Teil schädlich sind, aber was heute noch als sicher gilt, kann in 20, 30 Jahren ganz anders eingeschätzt werden. Wir „aufgeklärten" Menschen haben uns da in eine äußerst gefährliche Lage gebracht. Am eigenen Leibe erfahren wir das mit unseren Lebensmitteln. Insbesondere die „unvermeidlichen" Zusätze, Konservierungsstoffe, Färbemittel, Antioxidationsmittel, Farbentwickler der Fotoindustrie, Bleichstoffe, Schimmelentferner und künstlichen Aromastoffe werden zu Dutzenden in der Nahrungsmittelindustrie eingesetzt.

Die Wirkung dieser Nahrungsmittelzusätze und ihr Einfluss auf die menschliche Gesundheit überblicken wir heute noch gar nicht. Es gibt zwar Sicherheits- und Verwendungsrichtlinien für diese Stoffe, aber wir haben gar keine Möglichkeit zu erfassen, wie viel davon bei den tagtäglich in Massen produzierten Nahrungsmitteln tatsächlich verwendet wird. So können wir auch nicht überprüfen, wie viel wir aufnehmen, ob die Menge unbedenklich ist, und wenn nicht, wie gefährlich es ist.

In der letzten Zeit haben die Zahl der Lebensmittelallergien und der für die uns Ärzte unerklärlichen Krankheiten zugenommen. Mit der Annahme, dass ein Zusammenhang zu solchen veränderten Krankheitsbildern besteht, liege ich sicher richtig. Es ist also wichtig, diese gefährlichen, schädlichen chemischen Substanzen möglichst nicht in den Körper aufzunehmen, und wenn dies doch passieren sollte, müssen sie auf dem schnellstmöglichen Weg wieder ausgeschieden werden. Dafür ist es wesentlich, den Stoffwechsel entsprechend anzuregen.

Eine Maßnahme wäre, die Dominanz der „guten" Mikroorganismen im Darm zu fördern. Wie bereits erwähnt, können wir die Darmbakterien in „gute" und „böse" unterteilen, die immerfort miteinander einen Machtkampf führen. Liegen die „Guten" vorn, ist die Darmtätigkeit in Ordnung und der Stuhl normal. Gibt es Probleme mit dem Stuhlgang, steht es um den Stoffwechsel des gesamten Körpers schlecht.

Immer mehr Menschen greifen nun neben der Einnahme von EM-X zu EM1, um den „Guten" zur Dominanz in ihrer Darmflora zu verhelfen. Wie bereits ausgeführt, wird EM-X zum großen Teil im Magen absorbiert und gelangt nicht in den Darm. Und was davon im Darm ankommt, hat – da es sich nicht um Mikroorganismen handelt – nur eine schwache Regulierungsfunktion. Daher nehmen inzwischen immer mehr Menschen zusätzlich EM1 ein.

Wie schon früher dargestellt, ist EM1 zuallererst ein Bodenverbesserer, den ich nicht im klinischen Bereich verwende. Prof. Higa hat seine Wirkung im gemeinsamen Einsatz in der Medizin bestätigt. Dabei reicht die Einnahme von geringen Mengen unter 5 ml. Selbst 1 ml dürfte noch wirksam die Darmflora regulieren. Anstelle der direkten Einnahme empfehle ich, EM-behandelte landwirtschaftliche Produkte zu essen. In Wako stellen immer mehr Bauernhöfe auf EM-Produktion um. Von dort beziehen wir unsere Produkte für die Krankenhausverpflegung und für unseren privaten Bedarf.

Mit EM kultivierte Nahrung und mit Wasser, das mit EM-X Keramik behandelt wurde, sowie mit EM-X wird unsere Immunkraft immens gestärkt. Körper und Geist kommen gesundheitlich ins Gleichgewicht.

149

Bei solcher Lebensweise mit gestärkter Antioxidationskraft kann man bis ins hohe Alter Zivilisationskrankheiten vermeiden und bleibt praktisch bis zum Lebensende gesund.

Kann EM-X die moderne Medizin aus der Sackgasse führen?

Präventive Medizin soll den Ausbruch von Krankheiten verhindern. Aber es war bisher schwierig, diesen Gedanken ernsthaft in die Tat umzusetzen. Schon in jungen Jahren wurden mir die Grenzen der modernen Medizin deutlich bewusst. Daher studierte ich zusätzlich drei Jahre lang östliche Medizin. Daraufhin setzte ich in der Praxis in meinen Therapiekonzepten das ein, was ich in beiden „Schulen" gelernt hatte.

In den letzten Jahren wurde meine Einstellung der modernen, westlichen Medizin gegenüber immer kritischer. Da sie direkt auf einen bestimmten Krankheitsherd einwirkt, kann sie der östlichen Medizin nicht das Wasser reichen. Denn die westliche Medizin konzentriert sich immer stärker darauf, speziell das einzelne erkrankte Organ im menschlichen Körper zu heilen. Leider sind dadurch aber immer weniger Ärzte in der Lage, den Menschen als ganzen mit seiner Krankheit zu erfassen.

Gerade das tut die östliche Medizin. Sie begreift die Krankheit in ihrer ganzen Bandbreite, selbst wenn sie sich an den Symptomen orientiert. Sie hat ihre Fortschritte als eine Medizinwissenschaft ohne spezifische Bezeichnungen der Krankheiten gemacht; dementsprechend breit gefächert ist das Wirkungsspektrum der angewendeten Mittel. Westliche Präparate dagegen sind auf eine bestimmte Krankheit ausgerichtet. Ist es z.B. Krebs, gibt es dafür ein speziell bei Krebs wirkendes Mittel. Die Mittel der TCM hingegen sind eher unspezifische Präparate, die bei einer Vielzahl von Symptomen wirken. Auch bei der Art der Diagnosestellung bestehen große Unterschiede. Nehmen wir z.B. das Pulsfühlen. Die westliche Medizin fühlt ihn nur an einem Arm, in der TCM misst der Arzt an beiden Armen. Bei der Untersuchung des Bauchraumes sind die Unterschiede noch größer: In der TCM prüft man mit der Hand, wo im Bauch Widerstand zu spüren ist, ganz anders als die westliche Bauchdiagnose und Palpation, mit der die dicht unter der Bauchdecke liegenden Organe abgetastet werden.

Haben in der westlichen Medizin Ärzte ein bestimmtes Niveau erreicht und große Erfahrung gesammelt, werden sie in der Diagnose zum gleichen Ergebnis kommen. In der chinesischen Medizin ist Raum für die natürliche Begabung. Durch diese Unterschiede in der Grundeinstellung hat sich in der späteren Entwicklung der beiden Schulen die Kluft zwischen ihnen noch vergrößert.

Die westliche Medizin zielt auf eine klare Diagnose ab, die jeder treffen kann: Mit Diagnostikgeräten wie CT (Computertomographie), Ultraschall, Endoskopie, EKG (Elektrokardiogramm), MRI (Magnetresonanz Imaging), PET (Positronen CT) etc. konnten zweifellos große Fortschritte erzielt werden. Hingegen hat die TCM mit ihrer Orientierung an handwerklichen Techniken keine grundlegend neuen Methoden entwickelt. Demzufolge wird die westliche Schule, in der mit Hochdruck an Neuerungen gearbeitet wird, stets als fortschrittlicher betrachtet. Tatsächlich sind aber in den letzten ca. zehn Jahren Krankheiten aufgetaucht, die mit westlicher Methodik nicht zu heilen sind. Daher ist das Urteil über die TCM und ihre Quelle, die Ayurveda-Schule, sie sei rückständig, zu revidieren.

Ich praktiziere beide Schulrichtungen. Um Präventivmedizin zu betreiben, konzentriere ich meine Aufmerksamkeit nicht nur auf die Krankheit als solche, und mir ist die auf den ganzen Körper abzielende holistische Medizin sehr wichtig geworden. Ich bin nicht der Einzige, der einen solchen Ansatz verfolgt; diese Anschauung hat in letzter Zeit langsam immer mehr Anhänger gefunden.

In der Praxis hat sich der Unterschied zwischen westlicher und östlicher Medizin nicht verringert. Selbst wenn man sich das in der Phantasie ausmalen wollte, Operationen und Spezialpräparate auf der einen, Moxibustion und chinesische Medikamente auf der anderen Seite sind in gewisser Hinsicht nicht kompatibel.

Es konnte nämlich bis heute das Problem nicht gelöst werden, dass es zu entsprechend großen Nebenwirkungen kommt – je besser das Präparat, desto größer die Nebenwirkungen – wenn mit den Präparaten der westlichen Medizin therapiert wird, die mit dem modernen, fachspezifischen Wissen entwickelt werden, um eine spezifische Krankheit mit einem bestimmten Wirkstoff anzugehen.

Gerade weil die TCM andererseits ihre Rezepturen auf Grund tausendjähriger praktischer Erfahrung am menschlichen Körper kennt, darf

151

man nicht einfach die Menge der einzelnen Zutaten verändern oder einen anderen Wirkstoff dazumischen. Auf die Frage: „Warum ist das wirksam?" gibt es keine Antwort.

Deshalb hat man die Wirksamkeit der chinesischen Präparate bei Nervenschmerzen, Gefühlslosigkeit der Nerven, Einstellung eines neurovegetativen Ungleichgewichtes, Schmerzlinderung etc. anerkannt. Aber man muss sich derzeit damit abfinden, dass die meisten Ärzte denken, dass man auf den anderen medizinischen Gebieten nur mit westlicher Medizin arbeiten kann.

Vom Standpunkt der gesamten Medizin ist es als ein Schritt in die richtige Richtung zu betrachten, dass sich die westliche und die östliche Medizin annähern, aber es gibt noch nichts, das zur treibenden Kraft für die Entwicklung einer wahrhaft präventiven, holistischen Medizin werden könnte. Es sind eben neue Technologien und Theorien notwendig, um die Kluft zwischen westlicher und östlicher Medizin zu überbrücken. Da traf ich auf EM-X. Ich wendete es im klinischen Bereich an und fand heraus, dass es auf alle Krankheiten einen positiven Einfluss hat und gleichzeitig bei Gesunden positiv wirkt. Ich spürte intuitiv, dass EM-X die moderne Medizin aus der Sackgasse führen kann.

Mehr alte Menschen und Kinder sollten EM-X trinken

EM-X hat eine solch breit gefächerte Wirkung, dass es nicht nur Kranke, sondern auch gesunde Menschen einnehmen, die nicht krank werden wollen. Um diese Wirkung besser zu nutzen, möchte ich es vor allem bei alten Menschen und Kleinkindern zur Krankheitsvorbeugung einsetzen.

Im menschlichen Leben gibt es zwei Phasen, in denen man am leichtesten erkrankt: die frühe Kindheit und das Alter. Darum sollte, um die Zielgruppe einzugrenzen, zunächst eine Untersuchung durchgeführt werden, um den aktuellen Gesundheitszustand festzustellen, und dann entsprechend EM-X verordnet werden: Bei Krankheit also frühzeitig eine Behandlung einleiten oder bei Gesunden EM-X präventiv einnehmen zu lassen. So würde die Krankheitsrate erheblich reduziert werden können.

In der geriatrischen Medizin macht die Bettlägerigkeit große Probleme. Wenn ältere Menschen gesund ein hohes Alter erreichen könnten, wäre auch ein friedlicher Tod möglich. Werden sie aber Mitte 60 krank und bettlägerig, ist es für den Kranken wie auch für die Familie hart. Außerdem steigen dann die medizinischen Kosten enorm. Daher ist es wünschenswert, eventuelle Erkrankungen bei alten Menschen frühzeitig zu erkennen oder eine gründliche Präventivmedizin zu betreiben, damit sie gar nicht erst krank werden.

Die häufigsten Ursachen für Bettlägerigkeit bei älteren Menschen sind Schlaganfälle und Knochenbrüche. Daher haben wir in meiner Heimatstadt Wako zur Verhinderung von Knochenbrüchen eine Osteoporose-Vorsorgeuntersuchung eingeführt. Männer und Frauen ab 18 Jahren lassen mit Ultraschall ihre Knochendichte überprüfen. Dazu wird ihnen ein „Knochengesundheitsheft" ausgehändigt. Damit können eventuelle Veränderungen ihrer Knochen verfolgt und einer Osteoporose vorgebeugt werden.

Ein weiteres Problem in der Geriatrie ist die Errichtung von Altenpflegezentren. Nach dem Krieg hat sich in Japan die Kernfamilie durchgesetzt. Während früher zwei, drei Generationen zusammenlebten, ist dies nun die große Ausnahme. Wenn in einem Haushalt beide alten Leute gesund sind, ist das ja noch in Ordnung; wenn aber einer der beiden krank wird und pflegebedürftig, entsteht vor allem dann ein Problem, wenn der Partner diese Aufgabe nicht in ausreichendem Maße übernehmen kann.

Auch in einem Zwei-Generationen-Haushalt kann im Krankheitsfall das Problem des Personalmangels in der Pflege entstehen. So sind Pflegeheime entstanden, doch die Anzahl der Plätze deckt bei weitem nicht den Bedarf. Aus Platzmangel finden viele leider keine Aufnahme, so dass viele alte Leute nicht wissen, wohin. Es ist deswegen schon zu tragischen Vorfällen gekommen.

Gegenwärtig wird an der Lösung dieses Problems fieberhaft gearbeitet. „Altenpflegezentren" heißt die Antwort. Sie sind eine temporäre Überbrückungsstufe zwischen Krankenhaus und eigener Wohnung. Dort werden Rehabilitationsmaßnahmen durchgeführt. Die Grundidee ist, dass die Patienten nach spätestens drei Monaten nach Hause entlassen werden, aber das lässt sich derzeit noch nicht ganz so in die Praxis umsetzen.

Die durchschnittliche Aufenthaltsdauer beträgt 165 Tage. Aber nur 25 % aller Alten können gesund in ihre Wohnung entlassen werden. Außerdem werden sogar 30 % der Alten während dieser Rehabilitationsmaßnahmen wieder krank und müssen zurück ins Krankenhaus. Es ist sehr schwierig, einen alten und gebrechlichen Menschen wieder gesund zu machen.

Egal wie viele dieser Altenpflegezentren eingerichtet werden, sie werden sich doch mit der Zeit zu Pflegeheimen entwickeln und damit die Qualität der medizinischen Betreuung nicht fördern. Der Grund, weshalb dieses Konzept nicht funktioniert, hat zwar auch einen politischen Aspekt, liegt aber im medizinischen Bereich. Wenn man hier EM-X einsetzen würde, könnten meiner Meinung nach viele Probleme im hohen Alter gelöst werden.

Eine weitere Zielgruppe für den Einsatz von EM-X zur Vorbeugung sind die Zwei- und Dreijährigen. Die Stadt Wako bietet den Müttern bei den Untersuchungen der Zweijährigen entsprechende Tipps an. Die Aufklärung der Mütter von Kleinkindern ist besonders wichtig, da die Gehirnfunktion eines Kleinkindes zu diesem Zeitpunkt schon fast ausgebildet ist. Was bis dahin an Gehirnschädigungen aufgetreten ist und nicht behandelt wurde, kann im ganzen späteren Leben nicht mehr geheilt werden. Also erfolgt in diesem Alter auch die Untersuchung der Gehirnfunktionen des Kleinkindes.

Aus meiner klinischen Erfahrung weiß ich, dass EM-X im Gehirn sehr wirksam ist. Ich habe ein Beispiel angeführt, in dem ein Patient damit von Demenz geheilt wurde. Falls das Gehirn des Kleinkindes keine Vorschädigungen aufweist, sollte EM-X ebenfalls zur vollständigen Entwicklung positiv beitragen können.

Wenn man die Samen am Vorabend der Aussaat in EM oder EM-X einweicht, gedeihen in einem durch Trockenheit, Hitze oder Kälte geprägten schlechten Umfeld die Pflanzen dennoch prächtig. Wenn man auch dem Menschen solch einen guten Start durch eine Programmierung mit den richtigen Informationen ermöglichte, könnten die Grundlagen für sein gutes Gedeihen gelegt werden.

Ich denke, wenn man sich richtig um die Kinder kümmert, bevor alle DNA-Funktionen ausgebildet sind, können auch kränkliche Kinder gesund und gut aufgezogen werden. Verständlicherweise kann aber die

Regierung für eine solche der Gesundheit der Kinder dienende Maßnahme aus praktischen Gründen nicht aufkommen, aber meine Idee wäre es, in einer solchen Kinderpflege versuchsweise EM-X einzusetzen.

EM führt zu Koexistenz und gegenseitiger Unterstützung von Mensch und Natur

Sie, liebe Leserin, lieber Leser, haben sicherlich schon einmal das Wort „Entropie" gehört. Es ist ein Fachbegriff aus der Physik mit der Bedeutung von „Chaos" und „Unordnung"; man spricht von der „Zunahme der Entropie" oder „Verringerung der Entropie". Zunehmende Entropie bedeutet eine Entwicklung in Richtung auf zunehmendes Chaos; eine Entwicklung in die umgekehrte Richtung wäre eine Verminderung der Entropie. In der Ökologie gibt es zwei Entwicklungsrichtungen: in Richtung Verfall oder Regeneration, und eine zunehmende Entropie bedeutet Verfall, ihre Verminderung Regeneration. Wie sieht das aus, wenn wir diese Fachbegriffe auf einen Organismus beziehen? Normalerweise beschreitet er den Weg in Richtung einer zunehmenden Entropie. Der Mensch zum Beispiel beginnt mit dem Augenblick der Geburt seinen Weg zum Tod. Der wohlgeordnete Körper entwickelt sich im Laufe der Zeit in Richtung Chaos, d.h. die Entropie nimmt laufend zu.

Mit anderen Worten: Leben heißt immer, den Zustand zunehmender Entropie bewusst zu verlangsamen. Essen, Bewegung, Lernen – das alles mindert die Entropie. Ziel des Menschen ist es also, die Entropie zu verringern, aber im Endeffekt tut er viele Dinge, mit denen er die Entropie verstärkt. Essen hat grundsätzlich einen lebenserhaltenden Charakter, aber Essen und Trinken im Übermaß hat natürlich das gegenteilige Resultat zur Folge. Das Gleiche gilt für die Menschheit seit der industriellen Revolution insgesamt. Sie hat in den letzten drei Jahrhunderten eine Kultur entwickelt, in der man auf der Suche nach Frieden, Reichtum, Bequemlichkeit und Luxus ist. Für diese Art menschlichen Lebens werden jedoch die Ressourcen der Erde ausgebeutet, das Ökosystem durcheinandergebracht und der eigene Untergang vorbereitet.

Die Medizin bildet da keine Ausnahme. Die Entwicklung der Antibiotika hat zur Rettung vieler Leben beigetragen. Aber nun werden sukzessive die Krankheitskeime resistent und entwickeln sich zu noch stärkeren, schädlichen Bakterienstämmen. Der Mensch ist dadurch gezwungen, noch stärker wirkende Antibiotika zu entwickeln. Auch das verstehe ich unter Entropie. Während die Medikamente Krankheiten heilen können, die nur Teile des menschlichen Körpers betreffen, fügen die verschiedenen Nebenwirkungen ihm als Ganzem neues Leiden zu. Während die Krebsbekämpfung teilweise große Fortschritte gemacht hat, erleben wir nun Situationen, in denen „der Krebs zwar besiegt, der Mensch aber gestorben" ist.

Die moderne Medizin leidet nun an einer Verstärkung der Entropie. Solange sich Mensch und Krankheitserreger gegenüberstehen, wird ihr Kampf auf Leben und Tod weitergehen. Das Gleiche kann man auch über das Verhältnis von Mensch und Umwelt sagen. Entweder er verändert sie mit Gewalt und zerstört sie, oder er wird, solange er weiterhin egoistisch handelt, ohne die natürlichen Vorgänge zu bedenken, die Menschheit in eine immer schneller zunehmende Entropie stürzen.

Das Problem kann nicht anders als mit einer Koexistenz von Mensch und Natur gelöst werden. So wie wir Menschen lernen müssen, in gegenseitigem Einvernehmen miteinander auszukommen, so müssen wir das Ziel haben, gemeinsam mit allen Lebewesen, inklusive der Mikroorganismen, auszukommen.

Die Koexistenz von Mensch und Natur ist die einzige Möglichkeit, das ökologische System der Erde zu bewahren. Damit verbunden ist auch der Schutz des Menschen vor Krankheiten.

Und der Stoff, der uns diese Notwendigkeit klarmacht und diese Koexistenz ermöglicht, ist meiner Ansicht nach EM beziehungsweise EM-X.

---

1   Diesen Punkt hat Dr. Tanaka später revidiert, denn zu dem Zeitpunkt des Erscheinens dieses Buches gab es das antioxidative EM-Salz noch nicht. Es wurde 2002 in Japan auf den Markt gebracht. Inzwischen gibt es auch ein preisgünstiges EM-Salz aus Deutschland. Vgl. auch Teruo Higa/Ryuichi Chinen, *EM-Salz: Vitalität und Gesundheit durch reines Salz und Effektive Mikroorganismen*, Goldmann TB, ISBN: 978-3-442-21696-3.

Nachwort

Seit Erscheinen von „EM-X rettet Leben" (wörtliche Übersetzung des japanischen Titels) im Jahre 1998 sind nun bereits vier Jahre vergangen. In dieser Zeit hat es auf vielen Gebieten Fortschritte gegeben und auch der klinische Einsatz von EM-X hat sich verändert.

In dieser Auflage wurden neue Beispiele von Patienten eingefügt, aber neben der Einführung von EM-X haben auch alternative Heilmethoden bei Krebs Fortschritte gemacht. Bezüglich der Krebstherapien, die auch in der modernen Medizin noch keine vollständige Heilung dieser Krankheit versprechen können, hat sich nun im Umfeld von Professor Ken Takazaki von der Medizinischen Fakultät der Frauenuniversität Tokio ein Kreis gebildet, der auch in der Fachwelt alle Augen auf sich zieht und der nun mit der Erforschung der Möglichkeiten alternativer Heilmethoden und funktioneller Nahrungsmittel begonnen hat. Dabei dürfte auch EM-X unter die Lupe genommen werden.

Im Mai 2001 habe ich das Amt des Bürgermeisters von Wako in der Präfektur Saitama nach drei Amtsperioden und zwölf Jahren niedergelegt und den Weg für meinen Nachfolger freigemacht. Ich dachte, dass ich damit auch ein wenig Freizeit gewänne, aber als bekannt wurde, dass ich das Amt des Bürgermeisters niedergelegt hatte, nahmen die telefonischen Anfragen wegen Krebs und anderen schweren Erkrankungen dramatisch zu. Meine Hauptbeschäftigung, die Leitung des Praxis im Tokioer Stadtteil Asaka habe ich bereits an meinen Sohn übergeben, aber so ganz kann ich mich noch nicht zurückziehen, so dass ich nun doch jeden Samstag Patienten, die sich mit EM-X behandeln lassen, nach Teminvereinbarung untersuche.

Außerdem konnte ich mich noch immer nicht vom Vorstandsvorsitz des Sonderpflegeheimes „Miyoshien" und des Altenpflegeheimes „Musashinosono" zurückziehen. Aus diesen objektiven Gründen kann ich immer noch nicht vollständig frei über meine Zeit verfügen. Auch wenn ich mich nicht ganz auf die Behandlung von Patienten konzentrieren kann, so habe ich doch anlässlich der medizinischen Fortschritte unter neuen Gesichtspunkten die Neubearbeitung dieses Buches auf mich genommen.

Die Fortschritte der letzten vier Jahre in der medizinischen Welt sind wirklich erstaunlich. Besonders auf dem Gebiet der Genforschung schritt auf globaler Ebene die Entschlüsselung der mehr als drei Milliarden Basensequenzen so schnell voran, dass 2001 alles als entschlüsselt galt. Ich empfinde tiefe Dankbarkeit ob der naturwissenschaftlichen Schnelligkeit.

In den letzten Jahren hat eine neue Krebstherapie, die bestimmte Gene verwendende gezielte Krebstherapie, Einzug in die Krankenhäuser gehalten. Derzeit wird sie immer häufiger bei Lungenkrebs und Eierstockkrebs, auch bei gewissen Arten von Leukämie eingesetzt. Es ist anzunehmen, dass diese gezielte Krebstherapie in Zukunft bei allen Krebsarten angewandt werden kann, so dass man große Hoffnungen in sie setzt. Meiner Meinung nach wird auch die parallele Anwendung einer solchen Therapie gepaart mit EM-X noch wirksamer sein.

Für das 1997 eröffnete Gehirnforschungszentrum im physikalisch-chemischen Forschungsinstitut in Wako sind mehr als 100 Milliarden Yen an staatlichen Fördergeldern geflossen. Etwa 500 Spezialisten arbeiten dort intern und extern zusammen und es soll dort das große, staatlich geförderte Projekt zur Erforschung des Gehirns anlaufen. Dieses Forschungsinstitut steht unter der Leitung von Dr. Masao Ito, dem Vorsitzenden des japanischen Wissenschaftsrates, und ich freue mich sehr, dass Professor Katsuhiko Mikoshiba vom physiologischen Institut der medizinischen Fakultät der Keio-Universität und Dr. med. Hitoshi Okada dabei sind.

Professor Teruo Higas Theorie, dass anaerobe und aerobe Bakterien zusammenleben können, ist auch heute noch nicht in der wissenschaftlichen Welt akzeptiert. Aber ich, der ich Mikrobiologie und Bakteriologie studiert habe, bin zu dem Schluss gekommen, dass sie glaubwürdig ist.

Wenn es so weit kommt, dass die Patienten – obwohl sie von der modernen Medizin umworben werden – von ihr nicht geheilt werden können, dann bleibt ihnen nur die Hinwendung zur alternativen Medizin. Diese Möglichkeiten werden schon heute in den Zeitungen und anderen Medien so stark beworben, dass der Patient es bei der Wahl schwer hat. Ich habe dieses Buch geschrieben, um meine Überzeugung darzulegen, dass EM-X die beste Therapie ist und dass die Verbreitung von EM-X eine ernstzunehmende Alternative für Patienten mit schweren Erkrankungen ist, aber auch um die Schwächen der modernen Medizin aufzuzeigen.

Derzeit wird im Institut für Spitzenmedizin der medizinischen Fakultät der Keio-Universität unter Leitung von Frau Professor Tamiko Okura die klinische Wirksamkeit von EM-X erforscht, mit Schwerpunkt auf malignen Lymphomen, Metastasen von Darmkrebs in der Leber und Brustkrebs. Auch mein Sohn, Jiro Tanaka, nimmt an dieser Forschung teil und wird auf der „Japanischen Konferenz zu Krebstherapien" im September 2003 von den Ergebnissen berichten. Auch ich freue mich schon sehr darauf, dass nun die Wirksamkeit von EM-X deutlich wird.

Meiner Ansicht nach hat EM-X das Potential, die zukünftige medizinische Versorgung von Grund auf zu verändern. Auch in Zukunft werde ich viel mit EM-X arbeiten und hoffe, weiterhin einen kleinen Beitrag zur Entwicklung in der Medizin leisten zu können.

Zum Schluss möchte ich mich ganz herzlich beim Verlag Sunmark und Herrn Nobutaka Ueki sowie bei Herrn Yoshimori Kawakita, dem Direktor von „Nippon Create", bedanken.

Oktober 2002

Nachtrag zur überarbeiteten Neuauflage von *EM-X*

Die EM-Medizin basiert hauptsächlich darauf, mit EM1 (oder einem für den menschlichen Genuss zugelassenen Präparat auf der Basis von EM1) die Darmflora zu sanieren, mit EM-X Gold die Antioxidationskraft zu stärken und mit EM-Keramik den schädlichen Wirkungen von elektromagnetische Wellen und radioaktiven Strahlungen entgegenzuwirken. Bisher wurden alle diese bereits auf dem Markt erhältlichen Produkte je nach Ermessen der Beteiligten eingesetzt. Der Erfinder, Professor Teruo Higa, hat nun alle Bestandteile dieser Produkte so verbessert, dass sie ohne Nebenwirkungen in der Medizin eingesetzt werden können.

EM-G ist eine weitere 5- bis 6-fache Verstärkung von EM-X Gold, welches bereits eine 5- bis 6-fache Verstärkung von EM-X ist, und wirkt genauso wie die Einnahme großer Mengen des herkömmlichen EM-X.

PRO-EM1 ist eine verbesserte und trinkbare Version von EM1, das sich in den grundlegenden Charakteristika nicht von EM1 unterscheidet (in Deutschland, der Schweiz und einigen anderen europäischen Ländern „EMIKO-SAN").

EM Maxpowder basiert auf dem Prinzip der EM-Keramik. Es handelt sich um ein Pulver, dessen dreidimensionale Schwingungen erhöht wurden. Hier wurde Keramik auf eine Weise hergestellt, dass sie ohne Bedenken eingenommen werden kann.

Seit dem vergangenen Jahr setze ich diese neuen und verbesserten Produkte unter der Anleitung von Professor Higa ein, und es haben sich bereits erstaunliche Wirkungen bei Krebs im Endstadium, verstecktem Krebs, Diabetes I und vielen anderen schweren Krankheiten gezeigt. An dieser Stelle möchte ich anlässlich der überarbeiteten Neuauflage von *EM-X* einige Beispiele für die Heilung der ebenfalls zu den schweren Krankheiten zählenden Parkinson-Krankheit vorstellen.

Der Einsatz von EM-G, EM-Maxpowder und PRO-EM1 bei der Parkinson-Krankheit

Als wir den Patienten EM-G, EM-Maxpowder und PRO-EM1 gaben, konnten wir Folgendes beobachten:

Bespiel 1: Frau S. M., 53 Jahre; nimmt seit 2004 EM-X ein.

EM-G	60 ml täglich
Maxpowder	2 g täglich
PRO-EM1	20 ml täglich

1 Monat nach Beginn der Einnahme:

Die Beweglichkeit der Füße hat sich gebessert.

Nach 3 Monaten: Die Symptome stabilisieren sich.

Nach 6 Monaten: Die Bewegungslosigkeit der Füße nimmt zeitweilig zu, auch Anfälle beginnen aufzutreten.

Nach 7 Monaten: Die Bewegungslosigkeit der Füße hat sich gebessert, auch der Rest des Körpers ist beweglicher geworden.

Nach 9 Monaten: Kaum Veränderungen, aber der Zustand ist einigermaßen zufriedenstellend.

Beispiel 2: Frau K. M., 81 Jahre, Symptome seit 7 bis 8 Jahren

EM-G	30 ml täglich
Maxpowder	1 g täglich
PRO-EM1	30 ml täglich

2 Monate nach Beginn der Einnahme:

Noch keine Veränderungen bei den Parkinson-Symptomen. Besserung bei der Verstopfung; die Patientin fühlt sich wohler, nachdem die Verspannungen im Kreuz verschwunden sind.

Als sie EM-G für 2 Wochen absetzte, wurden die Symptome wieder stärker und sie nahm die Einnahme wieder auf. Keine Veränderungen, aber die Symptome verschlimmerten sich nicht mehr.

Nach 4 Monaten: Die Parkinson-Krankheit schreitet voran.

Die Hände können kaum noch bewegt werden. Die verschriebenen Medikamente wirken nicht mehr.

Beispiel 3: Herr N.T., 56 Jahre, Diagnose im Juni 2006

EM-G	30 ml täglich
Maxpowder	1 g täglich
PRO-EM1	10 ml täglich

1 Monat nach Beginn der Einnahme:

Der Körper wurde beweglicher.

nach 2 Monaten: Das Zittern ging zurück.

nach 4 Monaten: Der seelische Druck ließ nach und der Patient fühlte sich erleichtert. Der Körper ist immer noch steif.

nach 6 Monaten: Nach 5 Monaten der Einnahme ist der Kontakt abgebrochen.

Beispiel 4: Herr S. S., 75 Jahre, Diagnose im Januar 2008

EM-G	30 ml täglich
Maxpowder	1 g täglich
PRO-EM1	10 ml täglich

1 Monat nach Beginn der Einnahme:

Die Füße wurden beweglicher.

Nach 2 Monaten: Das Laufen normalisierte sich immer mehr.
Das Sprechen wurde immer besser.
Der Gesichtsausdruck normalisierte sich auch immer mehr.

nach 5 Monaten: Der Zustand hat sich so weit gebessert, dass der Patient fast nicht wiederzuerkennen ist. Derzeit keine Veränderungen. Die Einnahme wird fortgesetzt, und die Krankheit schreitet nicht voran.

Dies sind die Beispiele, die ich Ihnen vorstellen möchte: Besonders erstaunlich ist, dass sich die Wirkung bei drei von vier Beispielen über die Einnahmedauer steigert.

Derzeit gebe ich in meinem Forschungslabor EM-G und die anderen Produkte kostenlos ab. Als ich über die Regionalzeitung Probanden suchte, meldeten sich 35 Personen und ich begann mit ihnen den Versuch. Die Ergebnisse sehen vielversprechend aus.

Es heißt, dass die Parkinson-Krankheit unheilbar sei. Bei den heutigen Forschungen werden verschiedene Methoden wie z. B. eine Schädeloperation ausprobiert, aber bis jetzt gibt es keinen einzigen Fall, in dem sie geheilt werden konnte. Doch mit der Einnahme von EM-X Gold über einen kurzen Zeitraum hinweg wurde eine Besserung erzielt. Das ist eine wunderbare Sache! Ich habe vor, nun auch über die Parkinson-Krankheit Vorträge in regionalen Studiengruppen zu halten.

Mit EM-X zu heilen bedeutet, dass man es nur einzunehmen braucht. Es ist keine Schädeloperation nötig. Eine bisher unheilbare Krankheit kann in Zukunft möglicherweise mit EM-X geheilt werden. Darüber bin ich selbst als Arzt sehr erstaunt. Bei sogenannten schweren Krankheiten wie z. B. Choroideremie, Spinozerebellardegeneration oder Diabetes I zeigen sich erstaunliche Wirkungen. Professor Higa vertritt die Theorie, dass diese Krankheiten durch einen Virus hervorgerufen werden.

Bei der weltweiten Suche nach einem Heilmittel für diese schweren Krankheiten sollte man auf EM-X setzen. Ich interessiere mich als Arzt für die Frage, inwieweit dieses EM-X eine Wirkung bei den verschiedenen schweren Krankheiten zeigt, und werde auch weiterhin meine Forschungen dazu vorantreiben.

Shigeru Tanaka   August 2009

Der Autor

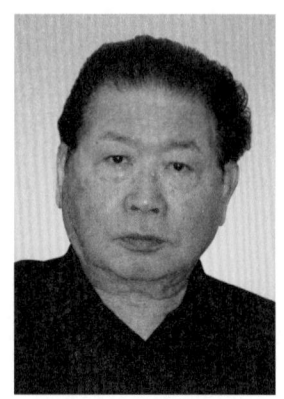

Shigeru Tanaka

Doktor der Medizin, Vorstandsvorsitzender des Kreiskrankenhauses Asaka der Kantô Wohlfahrtsgesellschaft, Leiter des Forschungsinstitutes für präventive EM-X-Medizin. Vorstandsvorsitzender der Miyoshi-Wohlfahrtsgesellschaft. Professor emeritus der Medizinischen Fakultät der San Andre-Universität in Bolivien. Ehemaliger Bürgermeister von Wako. Im Dezember 1925 in der Präfektur Fukuoka geboren. Nach dem Abschluss der Shimizu-Oberschule für Handelsschifffahrt (heute Tokio Handelsschifffahrtsuniversität), im Jahre 1950 das Fachstudium an der medizinischen Fakultät der Keiô Gijuku-Universität abgeschlossen, 1951 das ärztliche Staatsexamen bestanden. Eröffnung der Tanaka-Klinik in Wako in der Präfektur Saitama. 1960 für seine Forschungen zur Physiologie des Großhirns von der Keiô Gijuku-Universität den Doktortitel erworben. Mit 35 Jahren als Leiter der medizinischen Forschungsgruppe für südamerikanische Medizin der Keiô Gijuku-Universität, erst ganz Südamerika, später auch den Rest der Welt bereist. Von 1962 bis 1984 elf Perioden, 22 Jahre als Vorsitzender der Ärztevereinigung der Region Asaka gedient. Als Vorstandsvorsitzender der Wohlfahrtsgesellschaft, die das Pflege- und Altersheim des Kreises Miyoshi betreibt, setzte er sich für die Verbesserung der medizinischen und pflegerischen Betreuung dieser Einrichtung ein. 1989 wurde er zum Bürgermeister von Wako gewählt und übte dieses Amt drei Perioden, zwölf Jahre lang, bis April 2001 aus. Er führte die EM-Technologie von Teruo Higa in die Medizin ein und ist damit sehr erfolgreich. Fast jeden Tag berät er telefonisch Patienten oder untersucht sie persönlich.

Wichtigste Werke: *Der Mann, der Taro Takemi verärgerte* (*Takemi Tarô o okoraseta otoko,* unveröffentlicht), *Durch das Nadelöhr* (*Semaki mon yori haire,* unveröffentlicht), *Das wieder erstarkende Leben* (*Yomigaeru seimei,* Verlag Sôgo Unicom), *EM-X rettet Leben* (*EM-X ga seimei wo sukuu,* Sunmark, deutsch: *EM-X · Über die heilende Kraft von Antioxidanzien aus Effektiven Mikroorganismen (EM),* Heimerzheim 2010), *EM, die revolutionäre Medizin* (*EM igaku taikakumei, Iryô kanshû,* Sôgo Unicom), *Vertrauen in Dr. Higas EM-X, Hilfe auch bei schweren Krankheiten* (*Watashi no kakushin: Nambyo o suku EM-X,* Metamor Publishing Co.) 2009.

Information und Bezugsquellen über die gemeinnützigen EM-Vereine der deutschsprachigen Länder

EM e.V. Deutschland
Gesellschaft zur Förderung
regenerativer Mikroorganismen

Am Dobben 43 a
D-28203 Bremen

Tel: +49 421 330 8785
Fax: +49 0421 330 8795

info@EMeV.de
www.EMeV.info

IG EM Schweiz
Werner Wäfler

Eselweidstrasse 7
CH-8833 Samstagern

Tel: +41 44 784 51 89
info@ig-em.ch
www.ig-em.ch

TERUO HIGA

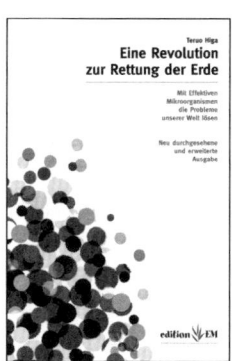

Eine Revolution zur Rettung der Erde

Mit Effektiven Mikroorganismen die Probleme unserer Welt lösen – Beispiele, Hintergründe und Geschichte

Neu durchgesehene und erweiterte Ausgabe

Neue Ausgabe des vergriffenen Bestsellers von Prof. Higa, neu durchgesehen und umfassend ergänzt durch mehrere Kapitel aus dem zweiten Band der *Revolution zur Rettung der Erde*.

Nach dem unerwarteten Erfolg des grundlegenden Buches über die EM-Technologie in Japan, das 1993 erschienen war, fühlte sich Prof. Higa verpflichtet, die vielfältigen Erfahrungen und neuen Entwicklungen dieser aufregenden Anfangszeit in einem zweiten Band zusammenzufassen. Dieser erschien bereits 1994 in Japan. Zwei Jahre später, 1996, brachte der japanische Verlag auch eine englische Übersetzung, *An Earth Saving Revolution I* heraus, dem 1998 der zweite Teil, *An Earth Saving Revolution II,* folgte. Diese beiden englischsprachigen Ausgaben sind die Grundlage der neuen deutschen Ausgabe, *Eine Revolution zur Rettung der Erde*.

Nachdem die EM-Technologie in den deutschsprachigen Ländern erfolgreich eingeführt worden ist und mittlerweile eine breite Akzeptanz genießt, lohnt es sich, von Prof. Higa, dem Finder der Effektiven Mikroorganismen und dem Entwickler der daraus entstandenen Anwendungsmethoden und Produkten, über den Beginn der EM-Bewegung zu erfahren. Unverblümt berichtet der Autor über die Wege und Motivationen, die ihn zu dieser bahnbrechenden Erfindung geführt haben.

Die neu hinzu gekommenen Texte schildern ausführlich eine breite Palette von Beispielen für die erfolgreiche Anwendung der EM-Technologie. Eine große Zahl von Beispielen führt vom Ackerbau und der Viehzucht über Abwasser- und Wasserbehandlung und den Einsatz in Garten und Haushalt bis hin zur Anwendung im gesundheitlichen Bereich. Dies Buch ist nicht nur eine aufregende Zeitreise in die Frühzeit der EM-Bewegung, sondern auch eine wahre Fundgrube von anregenden Beispielen, die uns näher an das gemeinsame Ziel bringen können, nämlich *Eine Revolution zur Rettung der Erde* auf den Weg zu bringen.

Übersetzt aus dem Englischen
von Edith Sassenscheidt

Preis: € 19,80 (D) · € 20,40 (A)
ISBN: 978-3-941383-00-5

edition EM Verlagsges. mbH
Mühlgrabenstraße 13
53340 Meckenheim
Tel: +49 (0) 2225 / 955 95-0
info@editionEM.de
www.editionEM.de

SHIGERU TANAKA

Vertrauen in Dr. Higas EM-X

Hilfe auch bei schweren Krankheiten

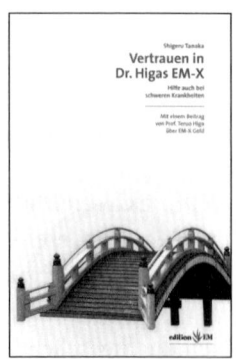

Deutsche Erstausgabe

Seit über zehn Jahren finden auch bei uns die von dem japanischen Wissenschaftler Prof. Dr. Teruo Higa entwickelten **Effektiven Mikroorganismen** (EM) täglich neue, begeisterte Nutzer. Als EM1® ist es Basis für eine Vielzahl von vorteilhaften Anwendungen in Haus und Garten, in der Landwirtschaft und im Umweltschutz. Inzwischen dient es auch zur Herstellung von hochwertigen Lebensmitteln, Nahrungsergänzungsmitteln und Gesundheitsgetränken.

Als erstes Getränk aus der EM-Technologie entwickelte Prof. Higa Anfang der 90er Jahre ein stark antioxidant wirkendes Getränk, **EM-X (heute EM-X Gold®)**, das im Wesentlichen aus den Stoffwechselprodukten der Effektiven Mikroorganismen besteht.

Der Arzt und damalige Bürgermeister der zentraljapanischen Stadt Wako, Dr. Shigeru Tanaka, war der erste Mediziner, der EM-X mit großem Erfolg in seiner Praxis einsetzte. Wie schon in seinen früheren Büchern belegt er in seinem jüngsten Buch seine medizinischen Vorschläge mit zahlreichen Fallbeispielen aus der täglichen Arbeit in seiner Klinik und in der Beratung. Als Kenner der westlichen wie der traditionellen chinesischen Medizin öffnet er dem aufmerksamen Leser die Augen für einen ganzheitlichen Ansatz bei der Behandlung auch schwerer Erkrankungen wie Krebs, Diabetes und Gelenkkrankheiten. Dr. Tanakas Sohn, Jiro Tanaka, ebenfalls Mediziner, fasst eine große Umfrage unter Patienten zusammen, die sich für eine Therapie mit EM-X entschieden hatten. Prof. Higa, der eine ausführliche Einleitung für dieses Buch geschrieben hat, stellt in einem abschließenden Kapitel jüngste, erstaunliche Beispiele der Therapie mit dem wirkungsverbesserten **EM-X Gold®** vor, das an die Stelle von EM-X getreten ist.

Übersetzt aus dem Japanischen
von Dr. Monika Lubitz

Preis: € 16,90 (D) · € 17,40 (A)
ISBN: 978-3-941383-01-2

edition EM Verlagsges. mbH
Mühlgrabenstraße 13
53340 Meckenheim
Tel: +49 (0) 2225 / 955 95-0
info@editionEM.de
www.editionEM.de